Erholsamer Schlaf

Dipl.-Psych. Sabine Eller
Werner Waldmann

Erholsamer Schlaf

Endlich wieder Kraft und Ruhe finden

In Zusammenarbeit mit der Klinik Schillerhöhe

Die im Buch veröffentlichten Ratschläge wurden von den Autoren sorgfältig erarbeitet und geprüft. Eine Garantie kann dennoch nicht übernommen werden, ebenso ist eine Haftung der Autoren bzw. des Verlags und seiner Beauftragten für Personen-, Sach- und Vermögensschäden ausgeschlossen.

In Zweifelsfällen fragen Sie bitte auf jeden Fall Ihren Arzt.

Bibliografische Information der Deutschen Bibliothek
Die Deutsche Bibliothek verzeichnet diese Publikation in der Deutschen Nationalbibliografie; detaillierte bibliografische Daten sind im Internet über http://dnb.ddb.de abrufbar.

Urania Verlag
in der
Verlagsgruppe Dornier GmbH
Postfach 80 06 69, 70506 Stuttgart

www.urania-verlag.de
www.verlagsgruppe-dornier.de

Umschlaggestaltung: Behrend & Buchholz, Hamburg
Umschlagbild: zefa/pixland/B2M
Redaktion und Produktion: MediTex Dr. Antonic, Ostfildern
Druck: Westermann Druck, Zwickau
Printed in Germany

ISBN 3-332-01812-4
ISBN 978-3-332-01812-7

Vorwort

Man kann davon ausgehen, dass rund ein Drittel aller Bundesbürger mit Schlafproblemen zu kämpfen hat. Schlafstörungen sind also ein häufiges Problem unserer Gesellschaft; und Untersuchungen zeigen, dass sie häufig nicht von allein wieder verschwinden, sondern mit der Zeit chronisch werden. Fast jeder zweite Schlafgestörte leidet schon seit mehr als fünf Jahren unter seinem Schlafproblem. Und wir wissen heute auch: Wenn diese Schlafstörungen chronisch werden, dann ist die Wahrscheinlichkeit, irgendwann einmal eine Depression zu entwickeln, höher als bei jemandem, der gut schläft.

Mit zunehmendem Alter verschlechtert sich der Schlaf: Er wird leichter; man hat weniger Tiefschlaf und kann auch nicht mehr so gut durchschlafen, sondern wird nachts öfter wach. Hinzu kommen häufig körperliche Probleme und Krankheiten, die den Schlaf zusätzlich beeinträchtigen können, z. B. Rücken- und Gelenkschmerzen, Herz-Kreislauf-Erkrankungen, Wechseljahresbeschwerden etc.

Eine Umfrage, die vor ein paar Jahren in über 500 deutschen Hausarztpraxen durchgeführt wurde, zeigte, dass zwölf Prozent aller befragten Patienten wegen Schlafstörungen ihren Hausarzt aufsuchten. Da auch Depressionen und andere psychische Probleme meistens mit Schlafstörungen verbunden sind und viele Menschen mit ihrem Schlafproblem nicht zum Arzt gehen, muss man davon ausgehen, dass der Prozentsatz der Schlafgestörten in Wirklichkeit noch viel höher liegt.

Schlafstörungen lassen sich jedoch nicht einfach mit einem Medikament beheben. Das ist auch das Problem vieler Hausärzte, die ihre Patienten entweder mit ihren Schlafstörungen allein lassen oder ihnen Beruhigungsmittel oder gar Schlaftabletten verschreiben. Dies ist nämlich keine Dauerlösung. Schlaf ist ein höchst komplizierter Vorgang, und erst wenn Sie Informationen darüber haben, wie er funktioniert, haben Sie ein Werkzeug in der Hand, um Ihre Schlafprobleme zu verstehen. Erst dann ist der Weg frei zur Behandlung. In vielen Fällen können Sie Ihre Schlafprobleme auch selbst lösen – durch eine Änderung Ihres Schlafverhaltens und Ihrer Einstellung zum Schlaf. Dieses Buch informiert Sie und gibt Tipps, wie Sie künftig zu einem besseren Schlaf finden können.

Ihre
Sabine Eller und Werner Waldmann

Inhalt

Wie kommt es zu Schlafstörungen?

Schlafstörungen lassen sich nicht so leicht beheben wie zahlreiche andere körperliche Leiden. Um Schlafstörungen in den Griff zu bekommen, muss man zuerst einmal genau wissen, was Schlaf ist und wie er funktioniert. Nur so ist man in der Lage, seine Probleme zu analysieren – und zu lösen.

Schlafstörungen als Volkskrankheit

Der Schlaf gehört zum Leben wie der Schlag des Herzens. Dem Tag folgt die Nacht. Dem bewussten Erleben folgt der Schlaf. Ein Tag ist lang und bewegt, voll Arbeit und Anspannung, ein Tag macht müde. Selbst wenn man sich noch so sehr dagegen stemmt – irgendwann zieht einen der Schlaf in seinen Bann.

Ein Siebzigjähriger, der durchschnittlich acht Stunden im Bett verbringt, hat am Ende seines Lebens buchstäblich 200 000 Stunden „verschlafen". Welche Zeitvergeudung, denkt man daran, wie unnütz der Schlaf eigentlich ist. Eine sinnlose Verschwendung von Lebenszeit. Unsere Gesellschaft, getrimmt auf Effizienz und Optimierung, hasst es, Zeit zu vergeuden.

Und in der Tat zeigt die Geschichte, wie man im Zeitalter der Industrialisierung dem Schlaf zu Leibe rückte. Viele Jahrhunderte lang hatten sich die Schlafgewohnheiten am Tag-Nacht-Rhythmus der Natur orientiert. Wenn der Morgen graute, pflegte man aufzuwachen und das Tagewerk anzugehen. Und wenn die Nacht ihre Schatten warf, legte man sich schlafen. Wachs und Öl spendeten zwar Licht, doch Kerzen- und Ölbeleuchtung war teuer. Nichts für den kleinen Mann. So begab sich die Mehrheit des Volkes mit Einbruch der Dämmerung eben ins Bett. Nur die Hautevolee konnte es sich leisten, bis tief in die Nacht hinein das Leben zu genießen – bei kostspieliger Kerzenillumination.

Als die Menschheit vom beschaulichen Handwerk Abschied genommen und sich voller Begeisterung ins Zeitalter der Maschinen aufgemacht hatte, störte dieser penetrante Wechsel von Tag und Nacht empfindlich.

Ein Amerikaner sagte vor langer Zeit einmal, dass die meisten Menschen 100 Prozent mehr essen als nötig und 100 Prozent mehr als nötig schlafen, und zwar weil es ihnen Spaß macht. Und diese überflüssigen 100 Prozent würden sie ungesund und ineffizient machen. Weiter erklärte er, dass ein Mensch, der acht oder zehn Stunden pro Nacht schlafe, nie richtig schlafen und nie richtig wach sein würde. Vielmehr würde er in verschiedenen Stufen vor sich hindösen, und das 24 Stunden am Tag.

Diese boshafte Überlegung stammt von dem Amerikaner, der rastlos damit beschäftigt war, Dinge zu erfinden, die unser Leben grundlegend verändern sollten. Um der Verschwendung so großen menschlichen Potenzials Einhalt zu gebieten, erfand dieser Thomas Alva Edison nämlich die Glühlampe. Denn alles, was die Arbeit hemmt, war für ihn Zeitvergeudung – also auch der Schlaf. Immer wieder beklagte er das Unglück verlorener Zeit, verlorener Arbeitskraft und verlorener Möglichkeiten durch die vielen Stunden, die wir Nacht für Nacht schlafend im Bett verbringen.

Mit dem Schlaf als schlechter Angewohnheit machte Edisons Erfindung kurzen Prozess. Dank ihm kam endlich Licht in die Finsternis. Edisons Glühlampe sollte es, so die Meinung des Erfinders, den Menschen erlauben, die Nacht durchzuarbeiten.

Edison hielt großzügig bemessenen Schlaf sogar für gesundheitsschädigend und intelligenzmindernd. Das geht aus seinem Bericht über eine Reise durch die Schweiz hervor, die er mit dem Auto unternahm und bei der er die Auswirkungen künstlichen Lichts auf die Einwohner beobachtete. Er behauptete, dass dort, wo Strom aus Wasserkraft erzeugt wurde und es elektrisches Licht gab, die Menschen von normaler Intelligenz zu sein schienen. Wo es diese Einrichtungen noch nicht gab und die Menschen quasi mit den Hühnern zu Bett gingen, waren sie – nach Meinung von Edison – auch deutlich weniger intelligent.

Unsere schlaflose Gesellschaft

Und heute? Wie stehen wir zum Schlaf? Die Gesellschaft hat seine Existenz ausgeblendet. Wir sind rund um die Uhr verfügbar. Dafür sorgt schon das Handy. Ehrgeiz zeigen, Karriere machen, Erfolg haben, Geld verdienen, Ansehen genießen – das hat seinen Preis: Der moderne Mensch hat präsent zu sein. Zeit ist eine knappe Ware.

Zeit ist aber auch Freizeit – und mit der gehen wir leider genauso um. Um sein Leistungspotenzial zu erhalten, zu pflegen, zu steigern – da braucht es Rekreation, Ausgleich, Relaxing. Doch irgendwie muss der abendliche Besuch im Fitnessstudio auch noch in den vollsten Terminkalender gepackt werden. Der Theaterbesuch. Der Absacker in Bistro oder Disco mit Kollegen und Geschäftsfreunden. Arbeit und Freizeit konkurrieren. Warum hat der Tag auch nur 24 Stunden! Zwar holt uns die Müdigkeit dann irgendwann unerbittlich ein, doch es ist kein Geheimnis, dass es da Pillen gibt, mit denen sich das Schlafkontingent phänomenal reduzieren lässt. Es ist höchst erstaunlich, wie leichtfertig wir in unseren Alltag alles Mögliche hineinzwängen, auf nichts verzichten wollen – außer auf den Schlaf.

Besonders krass läuft das in Japan ab. Bis zur Selbstverleugnung zu arbeiten, ist dort Ehrensache. Und Freizeitaktivitäten sind unverzichtbar, wenn man gesellschaftlich mithalten will. Der Nachtschlaf wird zum Torso. Doch die Japaner haben einen raffinierten Ausweg gefunden. Sie sind Meister in der Kunst des Napping, des Nickerchens. Die lange Zugfahrt zum Büro und wieder nach Hause wird professionell zum Schlafen genutzt. Man ist derart perfekt programmiert, dass die Kurzzeitschläfer auf die Minute genau aufwachen, wenn sie am Ziel sind. Selbst in Meetings kurz abzuschalten und einzunicken gehört zum guten Ton und wird allgemein toleriert. So weit sind wir in Europa noch nicht. Bei uns gilt schlicht die Devise: Schlaf findet nicht statt. Schon der kleine, dicke Napoleon hatte für „Schlafmützen" nichts übrig. Er gönnte vier Stunden Schlaf für Männer, fünf für Frauen und mehr für die Dummköpfe. Und der Filmemacher Rainer Werner Fassbinder sagte, dass er schlafen könne, wenn er eines Tages tot sei. Fassbinder wollte wach bleiben und half dabei auch pharmazeutisch kräftig nach. Sein Körper honorierte das nicht. Fassbinder starb in jungen Jahren.

Vielleicht drückt sich auch mancher vor dem Schlaf – aus Furcht. Für Haydn war der Schlaf ein „kurzer Tod". In der griechischen Mythologie hauste Hypnos, der Gott des Schlafes, in einem düsteren Tal, umgeben von dem sich träge dahinschleppenden Fluss des Vergessens. Vor Hypnos' Höhle wuchsen geheimnisvolle Kräuter, die den, der sie genoss, in tiefen Schlaf sinken ließen. Und wenn man sich dann noch daran erinnert, dass Hypnos ja einen Bruder hatte, Thanatos, den Gott des Todes, kann einem der Gedanke an den Schlaf schon eine Gänsehaut verschaffen. Da tauchen düstere Assoziationen auf: der Schlaf der Hirngeschädigten, das Koma; die Narkose bei einer Operation (die die meisten Patienten eigenartigerweise mehr fürchten als das blutige Werk des Chirurgen); und nicht zu vergessen die Alpträume, aus denen mancher schweißgebadet hochschreckt. Und was die Menschen während des Schlafes so alles anrichten: Da wird berichtet von schlafenden Gewalttätern, die ihre Bettgenossen brutal würgen und grün und blau schlagen und

Schlaflosigkeit – ein weltweites Problem

Ein Artikel in der renommierten medizinischen Fachzeitschrift „The Lancet“ vom 26.11.2004 charakterisiert das weltweite Problem der Schlaflosigkeit.

- Nach Schätzungen leiden zwischen 5 und 35 Prozent der Menschen an Schlafstörungen. Michael J. Sateia von der Dartmouth Medical School in den USA und seine Kollegen erklären, dass eine effektive Behandlung von Schlaflosigkeit mit ihrer Erkennung und einer fachkundigen Untersuchung beginnt.

- Hausärzte und andere Angestellte im Gesundheitswesen wie Krankenschwestern und Psychologen sollten sich, nach Meinung des Mediziners, als Teil von allgemeinen Gesundheitsuntersuchungen routinemäßig nach Schlafgewohnheiten erkundigen. Die Identifizierung und Behandlung psychiatrischer Störungen, Erkrankungen, Störungen des Tag-Nacht-Rhythmus oder spezieller physiologisch bedingter Schlafstörungen wie zum Beispiel Atemstillstand und das Syndrom der periodischen Beinbewegungen (Periodic Limb Movement Disorder, PLMD) – sind wichtige Schritte bei der Bekämpfung von Schlaflosigkeit.

- Schlafstörungen werden in der Regel mit Medikamenten behandelt, so der Autor des Artikels, obwohl es nur wenig empirische Forschung mit Patienten gibt, die an Schlaflosigkeit leiden. Es konnte gezeigt werden, dass zugelassene hypnotische Medikamente in Kurzzeit-Situationen die subjektiven und objektiven Messungen der Schlafphase verbessern. Trotz der weit verbreiteten Verwendung von Schlaf- und Beruhigungsmitteln zur Behandlung chronischer Schlaflosigkeit muss deren Rolle bei dieser Anwendung weiter wissenschaftlich geprüft werden. Nicht pharmakologische Behandlungen, vor allem Stimuluskontrolle und Schlafentzug, zeigen bei einigen Ausprägungen der Schlaflosigkeit Wirkung und führen zu einer dauerhaften Verbesserung des Schlafes.

am Morgen von nichts einen blassen Schimmer haben …

Die Sache mit dem Schlaf hat schon ihre Abgründe. Doch der Schlaf hat auch seine süßen Seiten. Das verliebte Paar, das nach einem Liebesmarathon ermattet in die Kissen sinkt und im Nu in wohligen Schlummer fällt, wird diesen Schlaf genießen. Cervantes lässt seinen Sancho Pansa den Schlaf preisen als das Gericht, das den Hunger vertreibt und als das Wasser, das den Durst in die Flucht schlägt.

Alles ist subjektive Einschätzung. Je nachdem, wie man zum Schlaf steht. Welche Erfahrungen man damit hat. Und an welche Tradition man anknüpft.

Was aber ist nun der Schlaf wirklich? Wozu ist dieser Zustand gut? Was bewirkt er? Eines steht fest: Der Körper braucht ihn zwingend – ähnlich wie Nahrung und Flüssigkeit. Konsequenter Schlafentzug gehört zu den grausamsten Foltermethoden und führt im Extremfall zum Tod. Wenn man nachdenkt, ahnt man schon, wozu die nächtliche Ruhephase notwendig ist. Jeder Akku ist einmal leer und muss an der Steckdose nachgeladen werden. Der Vergleich taugt auch für den Schlaf: Wer todmüde und kaputt ins Bett sinkt, erhebt sich am anderen Morgen frisch und agil.

Und die Wissenschaft? Lange Zeit nahm man an, dass sich das Gehirn im Schlaf erhole und deshalb seine Aktivitäten herunterfahre. Im Schlaf sind Herzschlag und Blutdruck reduziert, die Körpertemperatur sinkt, die Muskulatur ist extrem entspannt. Warum sollte bei einem derart ruhenden, vollkommen entspannten Körper das Gehirn nicht ebenso auf Sparflamme gehalten sein?

Wie schlafen eigentlich die Deutschen?

Wenn man sich im Bekanntenkreis umhört, gibt es im Grunde genommen kaum jemanden, der nicht unter Schlafstörungen leidet. Immer wieder hört man den einen oder anderen sagen, dass er um das Einschlafen kämpfte oder die Nacht über quasi im Bett gestanden habe. Selbst junge Menschen klagen darüber, und insbesondere ältere, bei denen Schlafprobleme sozusagen zu den Standardbeschwerden gehören.

Insofern ist es von großem Interesse, einmal – basierend auf wissenschaftlich exakt erhobenen Daten – einen Überblick darüber zu haben, wie denn die Bürger in Deutschland schlafen.

Eine im Jahr 2002 duchgeführte bundesweit erste Schlaf-Studie hat gezeigt, dass die Deutschen sehr gewissenhaft darauf achten, genügend Schlaf zu bekommen: Durchschnittlich acht Stunden und 22 Minuten schläft der deutsche Bundesbürger pro Tag – das ist immerhin über ein Drittel seines Lebens.

Nur zwei Prozent aller Befragten gaben an, wochentags weniger als fünf Stunden zu schlafen.

Auch beim Zubettgehen sind die meisten Deutschen recht diszipliniert: In der Woche geht man in Deutschland in der Regel schon um 22.30, freitags und samstags zwischen 22.38 und 22.45 Uhr schlafen.

„Nachteulen" sind seltener, als so mancher vielleicht glaubt: Nur 13 Prozent aller Deutschen gehen üblicherweise erst nach Mitternacht ins Bett.

Am Wochenende verwandeln wir uns in eine Nation von Langschläfern: Über 30 Prozent aller Bundesbürger bleiben am Samstag und Sonntag ganze neun Stunden lang in den Federn. Vor allem die unter 34-Jährigen genießen es, am Wochenende so richtig ausschlafen zu können.

Allerdings gibt es bei uns auch viele Menschen, die unter Schlafstörungen leiden. Immerhin rund 20 Prozent sind es, die abends nicht einschlafen können oder nachts immer wieder wachliegen – Schlafmediziner bezeichnen diese Probleme als Einschlaf- bzw. Durchschlafstörungen.

Für den gestörten Nachtschlaf gibt es nach Einschätzung der Betroffenen sehr unterschiedliche Gründe: 47,7 Prozent aller Befragten fällt es schwer, abends abzuschalten. Viele werden auch durch körperliche Beschwerden um den Schlaf gebracht.

An dritter Stelle der „Schlafkiller" steht Lärm (beispielsweise durch Nachbarn oder Straßenverkehr).

Frauen fällt das Abschalten offenbar schwerer als Männern: 54,6 Prozent aller weiblichen Befragten gaben dieses Problem als Grund für ihre Schlafstörungen an, demgegenüber waren es nur 33,7 Prozent der befragten Männer. Menschen in der Altersgruppe zwischen 35 und 55 Jahren haben besonders große Abschalt-Probleme: Ganze 64,9 Prozent dieser Altersklasse schaffen es nicht oder nur schwer, sich abends zu entspannen.

In dieser Altersgruppe spielen Stress im Beruf, Geldsorgen und familiäre Probleme vermutlich eine besonders große Rolle, meint Familienforscherin Professor Dr. Uta Meier von der Universität Gießen, die die Studie durchführte. Bei manchen sind es Arbeitslosigkeit und Zukunftsängste, bei anderen berufliche Überlastung, Zeitknappheit und Reizüberflutung, die sie nachts wachhalten. Am schwersten fällt es Eltern mit Schulkindern im Alter von 6 bis 14 Jahren, abzuschalten – fast 80 Prozent dieser Gruppe von Befragten rauben Familienstress und Erziehungsprobleme den Schlaf.

Im Vergleich der Berufsgruppen tritt das Problem des Nicht-Abschalten-Könnens bei Selbstständigen besonders häufig auf: 68,9 Prozent aller selbstständig Tätigen sind davon betroffen. Die Selbstständigen können außerdem fünfmal so häufig wie der Durchschnitt der Befragten wegen Geldsorgen nicht ein- oder durchschlafen – die Freiheit und Unabhängigkeit, die der Selbstständige bis zu einem gewissen Grad genießt, hat eben auch ihre Kehrseite und ihren Preis.

Ganz offensichtlich besteht auch ein Zusammenhang zwischen Einkommenshöhe, beruflichem Stress und Schlafstörungen: Je höher das Einkommen ist, umso mehr Befragte geben an, wegen beruflicher Probleme und Überforderung am Arbeitsplatz schlecht zu schlafen. Aber auch Menschen mit niedrigem sozialem Status wie beispielsweise Arbeiter sind sehr häufig von Schlafstörungen betroffen. Menschen mit niedriger Bildung und niedrigem Einkommen leiden deutlich häufiger an Ein- und Durchschlafproblemen als solche mit höherer Bildung und höherem Einkommen, so Professor Dr. Uta Meier. Bei dieser sozialen Klasse wirken wahrscheinlich in erster Linie Geldsorgen und Existenzängste als nächtliche Stressfaktoren.

Beamten schlafen mit Abstand am besten und haben auch keine Probleme damit, abends abzuschalten: Offenbar sind ein festes Einkommen, ein unkündbares Arbeitsverhältnis, geregelte Arbeitszeiten und eine relativ gesicherte Altersversorgung eben doch die idealen Voraussetzungen für einen ungestörten Schlaf.

Am häufigsten klagen die über 55-Jährigen über Schlafprobleme: Während in der Altersgruppe der unter 34-Jährigen lediglich jeder Zehnte über Einschlaf- oder Durchschlafprobleme berichtet, ist es bei den älteren Menschen über 55 Jahren fast jeder Dritte. Als häufigster Grund dafür werden körperliche Beschwerden angegeben.

Die Befragung ergab, dass diejenigen älteren Menschen, die über schlafstörende körperliche Beschwerden klagen, meist auch einen ziemlich ungesunden Lebensstil haben: Sie ernähren sich zu fett und kalorienreich und bewegen sich zu wenig. Laut Professor Dr. Meier sind dies Risikofaktoren für die Entstehung einer Schlafstörung: Denn guter, gesunder Schlaf hängt eng mit sportlicher Betätigung und gesunder Ernährung zusammen. Bei den befragten Frauen klagten 24,1 Prozent (also fast ein Viertel) über Einschlafprobleme, während es bei den männlichen Befragten nur 13 Prozent waren. Eine mögliche Erklärung hierfür ist die unterschiedliche Rolle der Geschlechter in unserer Gesellschaft: Während die Frau auch heute noch 95 Prozent der Hausarbeit verrichtet und sich sehr stark für die Familie zuständig fühlt, konzentriert der Mann sich mehr oder weniger hundertprozentig auf seinen Beruf. Das Befreitsein von vielen Aufgaben in Familie und Haushalt wirkt für den Mann scheinbar entspannend und lässt ihn die Nachtruhe genießen.

Wer nun aber denkt, dass Nur-Hausfrauen besser schlafen als berufstätige Frauen, die nebenher auch noch die Anforderungen von Haushalt und Kindern bewältigen müssen, der irrt: Hausfrauen leiden viel häufiger unter Ein-

Leben Langschläfer gefährlich?

- Eine im Jahre 2002 im Fachblatt „Archives of General Psychiatry“ erschienene US-Langzeitstudie mit über einer Million Teilnehmern legt den Verdacht nahe, dass bereits acht Stunden Schlaf pro Nacht die Sterblichkeitsrate um 12 Prozent erhöhen.

- Selbst mit einem knappen Schlaf von fünf Stunden ist die Lebenserwartung höher als bei der oft empfohlenen Acht-Stunden-Dosis. Wie die Analyse der Daten außerdem nahe legt, scheint sich die Schlaflosigkeit, über die manche Studienteilnehmer klagten, nicht negativ auszuwirken. Menschen, die Schlaftabletten einnahmen, hatten hingegen eine niedrigere Lebenserwartung.

- Die Autoren der Untersuchung sind jedoch vorsichtig mit Schlussfolgerungen: Teamleiter Daniel Kripke räumt ein, dass man nicht wisse, ob lange Schlafperioden tatsächlich zu einem früheren Tod führen. Immerhin hat Kripke eine gute Nachricht für Kurzschläfer: Eine durchschnittliche Schlafdauer von 6,5 Stunden ist nicht zu wenig.

Schicksale Schlafloser

- „Als wir das Haus gekauft haben, hatte mein Mann seine Arbeit, und alles war im grünen Bereich. Nie hätten wir gedacht, dass er als Programmierer seinen Job verlieren würde. Seither schlafe ich schlecht. Oft wache ich nachts auf und denke, wie soll es nur weitergehen. Ich selbst hab' nur einen Halbtagsjob. Um monatlich über die Runden zu kommen, setzen wir jetzt auch unsere Ersparnisse ein, die eigentlich für den Innenausbau des Hauses gedacht waren. Ich bin oft gereizt und fahre die Kinder an, obwohl die ja nichts dafür können."

(Frau G., 39 Jahre, verheiratet, zwei Kinder)

- „Eigentlich steh' ich ständig unter Druck. Ein Projektabgabetermin jagt den nächsten. Und als Selbstständiger, da kannst du nicht einfach sagen, nein danke, ich möchte diesen Auftrag jetzt nicht übernehmen, ich brauch' mal Urlaub. Geht vielleicht im öffentlichen Dienst, aber nicht, wenn du dein eigener Arbeitgeber bist. Weil mir die Arbeit immer durch den Kopf geht, schlaf' ich tierisch schlecht. Ich kann einfach nicht abschalten. Manchmal find' ich nachts dann plötzlich auch eine Lösung für ein Problem – was ja ganz positiv sein kann –, aber auf Dauer ist das nicht gut, die ganzen beruflichen Fragen nachts im Kopf durchzuarbeiten."

(Herr O., 34 Jahre, verheiratet, selbstständiger Architekt)

- „Ich konnte es meinem Chef einfach nicht recht machen. Ewig hatte er was auszusetzen. Und da bist du dann so angespannt, dass du wieder einen Fehler machst, obwohl ich das normalerweise drauf hab'.

Nachts bekam ich richtige Alpträume, bin schweißgebadet aufgewacht und hatte den totalen Horror vor dem nächsten Tag. Und da gehst du dann völlig zerschlagen hin und dann trittst du wieder in ein Fettnäpfchen bei dem Alten. Und als die Kollegen das merken, hau'n die in die gleiche Kerbe. Meine Schlafprobleme waren sofort weg, als ich mir eine andere Stelle gesucht habe. Damit hab' ich viel zu lange gewartet."

(Herr W., 52 Jahre, verheiratet, Angestellter)

Schicksale Schlafloser

■ „Seit die Kleine auf die Welt gekommen ist und ich mit den zwei Kindern zu Hause bin, gibt es oft Streit mit meinem Mann. Er rührt keinen Finger im Haushalt. Er meint, er sorgt fürs Geld, und das war's dann. Alles andere bleibt an mir hängen. Und wenn ich nur einmal in der Woche abends zum Sport will, dann ist es ihm schon zu viel, mit den Kindern allein zu bleiben. Es ist enttäuschend, einfach enttäuschend.

Jetzt hat er auch noch eine jüngere Freundin. Ich bin völlig fertig, und ohne Schlaftablette geht gar nichts. Die machen mich aber noch zusätzlich depressiv. Aber einfach scheiden lassen? Die Kinder lieben ihren Vater. Deshalb schluck' ich das alles."

(Frau E., 36 Jahre, verheiratet, zwei Kinder)

■ „Ich war völlig fertig, als ich mitkriegte, dass mein Ältester beim Klauen erwischt worden ist. Die ganze Nachbarschaft hat es mitbekommen. Da lieg' ich dann nachts wach und frag' mich, was ist da bloß falsch gelaufen. Irgendwie ist er mir total entglitten, und da merkst du, da fehlt einfach ein Vater, der da mal ein Machtwort spricht."

(Frau D., 37 Jahre, Verwaltungsangestellte, alleinerziehende Mutter von zwei Kindern)

■ „Nachts weiß ich oft einfach nicht mehr, wie ich liegen soll. Der Rücken ist kaputt. Der Arm schläft mir oft ein, und die Beine schmerzen, weil ich Durchblutungsstörungen hab'. Stundenlang warte ich auf den Schlaf, richtig verzweifelt. Und dann kommen die Gedanken dazu, warum das Leben so ungerecht ist. Meine Frau, die hat mich nach dem Arbeitsunfall verlassen. Mein einziger Trost ist meine Enkelin. Die kommt öfter mal vorbei, dann vergess' ich meine Beschwerden. Wenn die nicht wär', hätt' ich, glaube ich, keine Lust mehr weiterzumachen."

(Herr B., 58 Jahre, im vorzeitigen Ruhestand, ehemals Lagerarbeiter) schlaf- und Durchschlafproblemen als berufstätige Mütter. Wahrscheinlich hängt dies mit dem geringen Prestige zusammen, das das Nur-Hausfrauendasein heutzutage in unserer Gesellschaft genießt; möglicherweise kommen aber auch andere Problemfaktoren (finanzielle Abhängigkeit vom Ehemann, mangelndes Selbstwertgefühl) hinzu.

Viele Hausfrauen leiden sehr unter ihrer mangelnden gesellschaftlichen Akzeptanz oder können sich mit der Rolle der Nur-Hausfrau nur schwer identifizieren, weiß Professor Dr. Uta Meier – möglicherweise ein Grund dafür, warum berufstätige Mütter besser schlafen, obwohl sie weitaus mehr unterschiedliche Anforderungen „unter einen Hut bringen" müssen: Sie sind finanziell unabhängiger und haben oft auch ein höheres Selbstwertgefühl als die Nur-Hausfrau.

Die Befragung ergab auch, dass jeder Zehnte quer durch alle Bildungs- und Einkommensgruppen vor dem Einschlafen zum Alkohol greift – wobei dies möglicherweise nur die „Spitze des Eisberges" ist, da nicht jeder eine solche Frage ehrlich beantwortet. Alkohol als „Einschlafdroge" ist bei Männern doppelt so beliebt wie bei Frauen, während wiederum doppelt so viele Frauen wie Männer zu Schlafmitteln greifen.

Die Generation der über 55-Jährigen schätzt offenbar beide Einschlafdrogen: Sie gönnen sich besonders gern einen Schlummertrunk und nehmen achtmal häufiger als Befragte aus den beiden anderen Altersgruppen Schlafmittel ein. (Auch hier ist – ebenso wie beim Alkohol – von einer beträchtlichen Dunkelziffer auszugehen.)

Das uralte Sprichwort von der goldenen Morgenstunde gilt für die meisten Deutschen leider nicht: Viele stehen zwar gezwungenermaßen morgens zeitig auf, weil berufliche oder familiäre Verpflichtungen sie dazu zwingen – aber fit und ausgeschlafen fühlen sie sich deshalb noch lange nicht.

Über die Hälfte aller Bundesbürger (55,1 Prozent) ist morgens noch relativ unausgeschlafen und energielos. Auch in dieser Hinsicht geht es den Männern offenbar ein bisschen besser als den Frauen: Während sich rund die Hälfte aller Männer (51 Prozent) morgens fit fühlt, sind es bei den Frauen lediglich 39,6 Prozent. Rund ein Viertel aller Befragten braucht morgens erst einmal einen Kaffee oder Tee, um richtig „in die Gänge zu kommen".

Fazit der Studie: Offenbar hat jede Altersgruppe ihre ganz speziellen Gründe für Einschlaf- und Durchschlafprobleme – dementsprechend individuell

Falsche Vorstellungen über die Bedeutung des Schlafs

■ **Ohne ausreichenden Schlaf sinkt am nächsten Tag die Leistungsfähigkeit.** Diese Aussage, die man sehr oft hört, trifft nur bedingt zu. Bei kurzdauernden Schlafstörungen muss man in der Regel keine oder nur geringe Auswirkungen auf die Leistungsfähigkeit erwarten. Schlafentzug über mehrere Nächte führt in der Tat zu einer Reihe vegetativer und psychischer Symptome. In wissenschaftlichen Versuchen wurde dies geprüft. Die Versuchspersonen reagierten zunehmend reizbar, ja misstrauisch. Es kam vorübergehend sogar zu Halluzinationen. Die Pulsfrequenz und die Atmung wurden labiler. Wenn diese Personen sich anschließend aber ausschliefen, blieben keine nachteiligen Folgen zurück. So konnte man auch beim Menschen nach solchen Versuchen bislang keine dauerhaften Schäden durch Schlafentzugsexperimente feststellen.

■ **Je früher man ins Bett geht, umso besser ist der Schlaf.** Wenn man beim frühen Zubettgehen sofort einschlafen kann, ist nichts dagegen einzuwenden. In der Regel stört man aber dadurch seinen individuellen Einschlafrhythmus und setzt sich der Gefahr aus, im Bett zu liegen und nicht einschlafen zu können. Auf diese Weise fördert man die Entstehung von Schlafstörungen.

■ **Je mehr man schläft, umso besser.** Zu viel Schlaf mindert meistens seinen Erholungswert. Am besten kann man einschlafen, wenn man wirklich müde ist.

■ **Alkohol ist ein perfekter Schlummertrunk.** Dies ist ein gewaltiger Irrtum, denn Alkohol zerstört die normale Schlafarchitektur. Der Schlaf wird durch Alkoholgenuss weniger erholsam, und man fühlt sich am anderen Morgen „wie aus dem Wasser gezogen“. Zudem ist zu üppiger Alkoholgenuss auch noch mit anderen negativen gesundheitlichen Folgen verbunden.

■ **Ein gesunder Schlaf muss immer acht Stunden dauern.** Falsch! Jeder Mensch hat seinen individuellen Schlafbedarf, der in einigen Fällen deutlich unter acht Stunden liegen kann.

verschieden sind die Lösungsansätze, die gesucht werden müssen. Während den Jüngeren in erster Linie familiärer, beruflicher oder finanzieller Stress den Schlaf raubt, sind es bei den Älteren eher körperliche Beschwerden. Auch soziale Faktoren spielen eine wichtige Rolle: Die Ergebnisse der Studie sprechen eindeutig für den schlaffördernden Einfluss einer gesicherten sozialen Position. Schlafstörend wirkt wiederum die Überlastung, die mit einer guten beruflichen Stellung und einem hohen Einkommen häufig verbunden ist.

Erschreckend ist die Selbstverständlichkeit, mit der ziemlich viele Menschen ihre abendlichen Sorgen mit einem „Schlummertrunk" hinunterspülen – denn Alkohol verbessert keineswegs den Schlaf, sondern erleichtert durch seine entspannende Wirkung lediglich das Einschlafen.

Die Schlafphasen in der Nacht

Zwar ruht der Körper während des Schlafs, die Körperfunktionen werden jedoch nicht einfach abgeschaltet. Einige Organe arbeiten gedrosselt, andere aktiver als im Verlauf des Tages. Das Gehirn ist ebenfalls im Schlaf tätig, es muss die Abläufe im Körper regulieren. Die Messung der Hirnströme und anderer Körperfunktionen (vor allem des Muskeltonus und der Augenbewegungen) ermöglichte es, den Schlaf in verschiedene Stadien zu unterteilen. In jedem dieser Stadien zeigt das Elektroenzephalogramm (EEG), das die Hirnströme als Kurven aufzeichnet, ein charakteristisches Bild.

Fünf Schlafphasen sind es, die die Schlafforscher entdeckt haben: den REM-Schlaf (auch Traumschlaf genannt, weil Träume häufig – allerdings nicht nur – während dieser Schlafphase auftreten) und vier Schlafstadien des Non-REM-Schlafs. REM ist die Abkürzung für die englische Bezeichnung *rapid eye movement,* was als „rasche Augenbewegung" übersetzt werden kann. Dies deshalb, weil im REM-Schlaf unter den geschlossenen Augenlidern starke Augenbewegungen zu erkennen sind. Im Non-REM-Schlaf treten diese Bewegungen nicht auf.

Der Non-REM-Schlaf

Den Non-REM-Schlaf unterteilt man in vier Stadien: Stadium 1 kann man als Einschlafphase bezeichnen – während dieses leichten Schlafs kann der Schlafende selbst durch leise Geräusche geweckt werden. Im darauf folgenden Stadium 2 verbringen wir den größten Teil des Schlafs. Stadium 3 und 4 sind Tiefschlafstadien. Nimmt man das Bewusstsein als Maßstab, so wird der Schlaf von Stadium 1 bis Stadium 4 zunehmend tiefer. Die Forschung nimmt an, dass vor allem der Tiefschlaf von Bedeutung für die Erholung des Körpers ist. Vor allem während des dritten und vierten Schlafstadiums werden vermehrt Wachstumshormone ausgeschüttet; auch das körpereigene Abwehrsystem ist aktiv. Stoffe, die dem Organismus Energie zuführen, werden ebenfalls in größeren Mengen hergestellt.

Nur etwa 20 bis 25 Prozent unserer gesamten Schlafdauer entfallen auf die Schlafstadien 3 und 4. Dies scheint dem Körper zur Erholung zu genügen. Fehlen diese Tiefschlafstadien oder wird der Schlafende während dieser Abschnitte immer wieder aus dem Schlaf gerissen, fühlt er sich am nächsten Morgen wie zerschlagen und ist den ganzen Tag über müde.

Der Tiefschlaf findet vor allem in den ersten Stunden des Schlafs statt. Mit zunehmender Schlafdauer verringert sich dann die Zeit, die im Tiefschlaf verbracht wird. Während des Tiefschlafs ist unsere Atmung normaler-

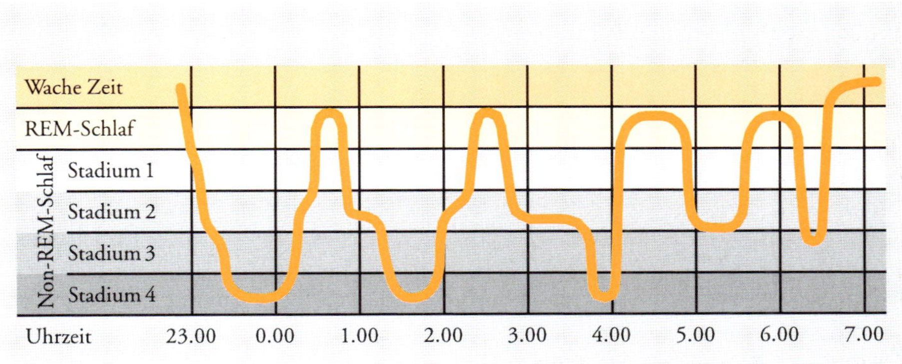

Ein normaler Schläfer durchläuft während des Schlafs alle Schlafstadien in einem bestimmten Zyklus. Zuerst geht der leichte Schlaf in den Tiefschlaf (Stadien 3 und 4) über, dann wird der Schlaf wieder leichter. Auf den leichten Schlaf folgt die REM-Phase, bevor sich der gesamte Zyklus wiederholt. Gegen Morgen fällt der Tiefschlaf (Stadium 4) weg.

Die Entdeckung des REM-Schlafs

Der Vater der modernen Schlafforschung ist der heute über 90-jährige Professor Nathaniel Kleitman, der an der Universität von Chicago bereits in den Zwanzigerjahren des 20. Jahrhunderts das erste Labor zur ständigen und ausschließlichen Schlafforschung unterhielt.

Kleitman widmete sich der Erforschung des Schlafs mit wahrem Feuereifer: So verbrachte er bei Temperaturen um den Gefrierpunkt mehrere Wochen in einer unterirdischen Höhle, um zu untersuchen, ob der Körper sich bei völliger Dunkelheit auf einen anderen als den üblichen 24-Stunden-Rhythmus einstellt. Damals war die Schlafforschung noch kein so anerkannter Wissenschaftszweig wie heute. Schlafforscher galten als komische Käuze – ein Ruf, zu dem Kleitman mit Experimenten wie diesem vielleicht ungewollt beigetragen hat.

Im Jahr 1952 begann Nathaniel Kleitman sich für das Phänomen der langsamen Augenbewegungen zu interessieren, das normalerweise beim Einschlafen zu beobachten ist. Er beauftragte seinen Doktoranden Eugene Aserinsky zu untersuchen, ob diese Bewegungen auch in anderen Schlafstadien auftreten und möglicherweise Rückschlüsse auf die Schlaftiefe zulassen. Damals kannte man bereits das Verfahren des Elektrookulogramms (EOG), mit dem sich mit Hilfe in Augennähe angebrachter Hautelektroden die Augenbewegungen aufzeichnen lassen. Aserinsky staunte nicht schlecht, als er bei seinen Versuchspersonen mitten im tiefsten Schlaf EOG-Veränderungen feststellte, die plötzlich auftretenden, schnellen Augenbewegungen entsprachen – ganz anders als das langsame Hin- und Herpendeln der Augen, das beim Einschlafen zu beobachten ist. Als er seinem Professor davon berichtete, war dieser zunächst einmal skeptisch, denn rasche Augenbewegungen kannte man bis dahin nur bei wachen Menschen. Doch als Aserinsky seine schlafenden Versuchspersonen dann beobachtete, bestätigten sich die Ergebnisse des Elektrookulogramms: Die Augen bewegten sich tatsächlich unter den geschlossenen Lidern, und zwar ziemlich schnell.

Im Jahr 1953 veröffentlichten die beiden Wissenschaftler die sensationellen Ergebnisse ihrer Forschungsarbeit in der Zeitschrift „Science“. Dieser Artikel

Die Entdeckung des REM-Schlafs

gilt als der Beginn der modernen Schlaf- und Traumforschung. Später beschäftigte der amerikanische Schlafforscher William Dement, ein Schüler Kleitmans, sich systematisch mit diesem Phänomen und beobachtete, dass Menschen, die man während dieser Phasen schneller Augenbewegungen weckte, häufig berichteten, gerade geträumt zu haben. Und sie konnten sich meistens auch noch ganz genau an ihren Traum erinnern.

Da schnelle Augenbewegung auf englisch *rapid eye movement* heißt, bezeichnete man diese Schlafphase kurzerhand als REM-Schlaf.

In den Sechzigerjahren entdeckte der französische Schlafforscher Michel Jouvet, dass wir uns im REM-Schlaf in einem Zustand der Muskellähmung befinden: Da die Weiterleitung von Nervenimpulsen vom Gehirn zu den Muskeln gehemmt ist, können wir uns während dieser Traumschlaf-Phasen nicht bewegen – und das hat die Natur sehr klug eingerichtet, denn sonst könnte es passieren, dass wir während lebhafter Träume wild um uns schlagen und unser Bettpartner sich dann am nächsten Morgen über die blauen Flecken wundert.

Durch EEG-Untersuchungen an Schlafenden wissen wir heute auch, dass der REM-Schlaf kein isoliertes Phänomen, sondern Teil eines etwa 90-minütigen Schlafzyklusses ist, den wir während der Nacht mehrmals durchlaufen: Nach dem Einschlafen befinden wir uns zunächst zehn bis 20 Minuten lang im Leichtschlaf, dann folgt eine 30- bis 40-minütige Tiefschlafphase und schließlich nach einem weiteren Leichtschlafstadium der REM-Schlaf. Diese Schlafphasen unterscheiden sich durch die Gehirnstromwellen, die man heute sehr genau deuten kann. Auch in technischer Hinsicht sind wir inzwischen viel weiter: Während Aserinsky und seine Kollegen zum Teil noch am Bett ihrer Testpersonen saßen, diese genau beobachteten und sich dabei so manche Nacht um die Ohren schlugen, laufen solche Untersuchungen heutzutage in Schlaflaboren mit High-Tech-Ausrüstung ab und ermöglichen die Diagnose und Therapieeinstellung selbst schwerster Schlafstörungen. Hochleistungsrechner zeichnen eine Unmenge von Daten auf, und mit Infrarot-Kameras werden die Patienten in der Überwachungszentrale beobachtet.

weise regelmäßig, der Herzschlag verlangsamt und die Körpertemperatur erniedrigt.

Der REM-Schlaf, bei dem es zu heftigen Augenbewegungen kommt, hebt sich von den vier Stadien des Non-REM-Schlafs ab. Die Hirnaktivität – das ergaben die Messungen der Hirnströme – ist während dieser Phase besonders ausgeprägt. Die Wellen, die das EEG im REM-Schlaf zeigt, gleichen denen im Leichtschlaf. Aber die Muskulatur ist weitgehend gelähmt, der Körper ist schlaff – bis auf ein paar Zuckungen von Armen und Beinen kommt es zu keiner Bewegung.

Was passiert nun während dieses Schlafabschnitts?

Der Schläfer träumt. Wären die Muskeln nicht entspannt, würden wir womöglich im Bett all die Bewegungen nachvollziehen, die wir im Traum ausführen. Die Schlafforscher vermuten, dass in diesem Schlafstadium unser Gehirn die Ereignisse des Tages verarbeitet, Informationen ordnet und Lerninhalte speichert sowie veraltete Inhalte löscht. Der REM-Schlaf spielt also anscheinend eine wichtige Rolle für unser Gedächtnis.

Die Theorie, dass wir nur im REM-Schlaf, jedoch nicht in den anderen Schlafstadien träumen, ist mittlerweile veraltet. Auch im Non-REM-Schlaf kommen Träume vor – sie sind allerdings nicht so komplex und zusammenhängend wie die Träume im REM-Schlaf, und man erinnert sich deshalb nicht so gut an sie.

Der Schlaf verläuft – zumindest bei Menschen, die nicht unter Schlafapnoe (krankhaftem Schnarchen mit nächtlichen Atemstillständen) oder einer anderen Schlafstörung leiden – in einer vom Körper genau festgelegten Abfolge der einzelnen Schlafstadien.

Nach einer kurzen Zeit des ruhigen Wachseins beginnt die Einschlafphase, das Stadium 1 des Non-REM-Schlafs. Dann folgen die Stadien 2, 3 und 4. Nach 60 bis 90 Minuten durchläuft der Schläfer diese Stadien von 4 bis 1 rückwärts, nur dass er nicht aufwacht, sondern von Stadium 1 oder 2 in den REM-Schlaf gleitet. Dieser Zyklus wiederholt sich in der Nacht mehrmals (drei- bis fünfmal). Allerdings werden die Phasen des Tiefschlafs immer kürzer, bis sie in den frühen Morgenstunden ganz entfallen. Die Schlaftiefe nimmt demnach am frühen Morgen beziehungsweise nach einer bestimmten Schlafdauer ab, was erklärt, warum wir morgens leichter aufwachen. Der REM-Schlaf hingegen wird am Morgen immer länger.

Die meiste Zeit des Schlafs verbringt ein gesunder Mensch im zweiten, relativ leichten Schlafstadium. (Dieses macht ungefähr 45–50 Prozent unserer Gesamtschlafdauer aus.) Der Tiefschlaf (die Stadien 3 und 4) hat einen Anteil von 20–25 Prozent am Gesamtschlaf, der REM-Schlaf noch einmal bis 25 Prozent, Stadium 1 nur ungefähr 5–10 Prozent. Je jünger der Mensch, desto mehr Zeit verbringt er im REM-Schlaf. Die beschriebenen Schlafstadien überlappen sich zum Teil.

Auf die Schlafdauer alleine kommt es nicht an

Manche Menschen fühlen sich nach neun Stunden Schlaf noch müde, andere sind schon nach vier oder fünf Stunden Schlaf wieder topfit. Es ist also nicht notwendig, sieben bis acht Stunden zu schlafen, wenn man auch mit weniger Schlaf problemlos auskommt. Doch warum ist das so?

Heute weiß man: Besonders wichtig und erholsam für den Körper ist der Tiefschlaf. So sind diese Schlafphasen beispielsweise für die „Entmüdung“ zuständig – also dafür, dass wir uns am nächsten Morgen wach und ausgeschlafen fühlen. Auch für die Fettverbrennung, das Einprägen von Zahlen und Namen und für den Stressabbau ist Tiefschlaf wichtig.

Deshalb hat die Natur es sinnvollerweise so eingerichtet, dass der Tiefschlaf in den ersten Schlafstunden einen größeren Anteil am Schlaf hat. Auf diese Weise können auch Kurzschläfer am nächsten Morgen fit, ausgeschlafen und leistungsfähig sein.

Im Alter nimmt die Schlafdauer ab – auch die REM-Phasen werden kürzer. Diese Veränderung kann – muss aber nicht – einen weniger erholsamen Schlaf zur Folge haben. Warum manche ältere Menschen trotz kürzerer oder fehlender Tiefschlaf- und REM-Phasen gut schlafen und sich morgens ausgeruht fühlen, ist bisher noch nicht geklärt.

Was passiert im Körper während des Schlafs?

Die lebenswichtigen Funktionen des Körpers wie Atmung und Herzschlag werden vom vegetativen Nervensystem gesteuert. Diese Körperfunktionen laufen automatisch ab, ohne dass das Gehirn willentlich gesteuerte Befehle an die zuständigen Organe geben muss.

Während des Schlafs, der Ruhephase des Körpers, schalten die meisten Körpersysteme zunächst auf Sparflamme – die Pulsfrequenz wird niedriger, der Blutdruck sinkt, und auch die Atmung wird etwas langsamer und regelmäßiger. Die niedrigsten Werte dieser Körperfunktionen werden in den Tiefschlafstadien erreicht. Die Körpertemperatur von Schlafenden sinkt zu Beginn des Schlafs ebenfalls ab.

Der REM-Schlaf schert aus diesem Muster aus, hier sind alle Körperfunktionen weniger streng reguliert – der Herzschlag ist schneller, die Atmung ist nicht mehr so regelmäßig wie zuvor, auch kurze Atemaussetzer sind während dieses Schlafstadiums häufiger. Der Blutdruck steigt ebenfalls. Wenn der REM-Schlaf erneut in den Non-REM-Schlaf übergeht, sinken diese Werte jedoch wieder.

Die Muskeln entspannen sich während des Schlafs immer mehr – die Muskelspannung ist jedoch nicht während des Tiefschlafs am geringsten, sondern im REM-Schlaf. Der Schlafende kann sich in diesem Schlafstadium kaum mehr bewegen.

Je tiefer der Schlaf ist, umso geringer ist die Reaktion des Schlafenden auf Außenreize wie Geräusche. Jemanden aus dem Tiefschlaf zu wecken bedarf einiger Anstrengung. Manche Geräusche können allerdings auch den Tiefschlaf durchdringen – sie müssen noch nicht einmal laut sein. So werden zum Beispiel die meisten Mütter vom Weinen ihres Kindes wach. Ungewöhnliche Töne oder Geräusche, mit denen der Schlafende Gefahr verbindet, können ihn ebenfalls aus tiefstem Schlaf wecken. Während des REM-Schlafs werden die meisten Menschen auch schon durch leise Töne wach.

Zwar werden – je nach Schlafstadium – viele Körperfunktionen auf ein Minimum heruntergefahren, andere hingegen laufen auf Hochtouren. So werden zum Beispiel einige Hormone während bestimmter Schlafstadien in größeren Mengen produziert. Vor allem während des Tiefschlafs schüttet unser Körper Wachstumshormone aus, die bei Kindern und Jugendlichen für das Längenwachstum, bei Erwachsenen für die Zellreparatur (also die Regeneration von Körpergeweben) und das Immunsystem zuständig sind.

Außerdem produziert unser Immunsystem im Schlaf Antikörper gegen Krankheitserreger, welche Krankheiten besiegen helfen. Das ist übrigens auch eine Erklärung dafür, warum es tatsächlich äußerst hilfreich ist, sich bei einer Krankheit – beispielsweise einer Infektionserkrankung – tüchtig auszuschlafen.

Häufige Schlafstörungen

Die häufigste Schlafstörung ist die Insomnie, also die Ein- und Durchschlafstörung; sie ist mit einer Häufigkeit von sechs Prozent relativ weit verbreitet. Dabei ist diese Zahl eher noch eine niedrige Einschätzung; es gibt auch Studien, die von einer Häufigkeit von zehn bis 15 Prozent sprechen.

An einer obstruktiven Schlafapnoe (nächtlichem Schnarchen, verbunden mit Atemstillständen) leiden circa vier Prozent aller Bundesbürger. Von einem Restless-Legs-Syndrom (Syndrom der unruhigen Beine) sind etwa zwei Prozent betroffen.

Daneben gibt es auch noch seltenere Schlafstörungen wie beispielsweise circadiane Rhythmusstörungen (also eine Störung oder Verschiebung des Schlaf-Wach-Rhythmus) und Narkolepsie – eine Erkrankung, die unter anderem durch Tagesschläfrigkeit mit einer oft unwiderstehlichen Einschlafneigung und durch Anfälle von Muskelschwäche gekennzeichnet ist.

Statistische Untersuchungen haben gezeigt, dass die Häufigkeit der Insomnien mit zunehmendem Alter rapide ansteigt: In der Gruppe der 20- bis 29-Jährigen leiden nur 6,3 Prozent an leichten Ein- und Durchschlafstörungen. Drei Prozent in dieser Altersgruppe haben mäßig ausgeprägte Ein- und Durchschlafstörungen; nur 0,3 Prozent klagen über eine schwere Insomnie. Knapp 90 Prozent haben überhaupt keine Schlafstörungen.

In der Gruppe der 60- bis 69-Jährigen ist die Anzahl der Ein- und Durchschlafstörungen schon deutlich angestiegen: Nur noch 55 Prozent aller Bundesbürger sind frei davon, 21 Prozent geben an, leichte Ein- und Durchschlafstörungen zu haben. Ebenfalls jeder Fünfte leidet unter mittelschweren Ein- und Durchschlafstörungen; zwei Prozent haben sogar schwere Schlafstörungen.

Schlafstörungen im Alter

Je älter wir werden, umso schlechter wird unser Schlaf. Das ist auch gar nicht weiter verwunderlich, wenn man bedenkt, dass Schlafstörungen oft auch im Rahmen anderer Erkrankungen auftreten, beispielsweise bei Schmerzen. So haben manche Menschen aufgrund von Bandscheibenproblemen im Liegen

Schmerzen und werden deshalb nachts öfter wach. Viele ältere Menschen müssen nachts auch häufiger zur Toilette und entwickeln dadurch mit der Zeit eine Durchschlafstörung. Solche Schlafprobleme, die als Folge einer anderen Erkrankung auftreten, bezeichnet man als sekundäre Schlafstörungen.

Aber auch Schlafstörungen, die etwas mit der Psyche zu tun haben, werden im Alter häufiger: Je älter man wird, umso mehr belastende Ereignisse widerfahren einem im Leben – in der Familie, in Beziehungen, am Arbeitsplatz. Wir erleiden im Laufe unseres Lebens immer mehr Schicksalsschläge. Diese zu verarbeiten kostet innere Anstrengung und gelingt auch nicht immer hundertprozentig.

Oft lassen diese Probleme uns dann auch nachts nicht mehr los – wir kommen ins Grübeln und liegen wach. Hinzu kommt, dass man im Alter physisch und psychisch ohnehin immer weniger belastbar ist. Das heißt, man hat mehr Belastungen zu verkraften, kann aber in der Regel weniger gut damit umgehen.

Schlafstörungen legen sich häufig nicht von selbst wieder, sondern werden chronisch, wenn man nichts dagegen tut – das heißt, sie bleiben dauerhaft bestehen.

Symptome von Ein- und Durchschlafstörungen

Bei einer Insomnie ist das Schlafvermögen reduziert, das heißt, man kann nicht mehr so viel schlafen, wie der Körper es eigentlich bräuchte. Deshalb fühlt man sich am Tage unausgeschlafen. Wer wenig schläft, aber tagsüber trotzdem fit und ausgeruht ist, leidet nicht unter einer Schlafstörung, sondern ist eher ein Glückspilz: Denn er hat mehr Zeit zum Leben und muss nicht – wie die meisten von uns – ein Drittel seines Lebens schlafend verbringen.

Das reduzierte Schlafvermögen äußert sich in Ein- und/oder Durchschlafproblemen und/oder frühmorgendlichem Erwachen. Charakteristisch für eine Insomnie ist außerdem der reduzierte oder völlig fehlende Tiefschlaf: Das innere Anspannungsniveau ist so hoch, dass man den Tiefschlaf, der Anspannungen gegenüber sehr sensibel ist, gar nicht mehr erreicht.

Hinzu kommt, dass der Schlaf fragmentiert ist: Es kommt zu häufigen Weckreaktionen, die wohl ebenfalls Ausdruck einer erhöhten Anspannung sind und den Tiefschlafanteil und die Erholungsfunktion des Schlafes zusätzlich reduzieren.

Wenn man einen gesunden Schläfer in eine Bereitschaftssituation (z. B. Feuerwehr, Krankenhaus) bringt, so hat er in dieser Nacht einen leichten Schlaf, weil er ständig innerlich angespannt ist. Auch Mütter mit kleinen Kindern haben so einen leichten Schlaf, und oft bewahren sie sich diesen „Ammenschlaf" auch später noch, wenn das Kind schon größer ist.

Auch der Insomniker ist – ob er es will oder nicht – immer in einer inneren Habachtstellung. Das bedeutet also: Selbst wenn man schläft, ist der Schlaf weniger erholsam, und man fühlt sich am nächsten Morgen beim Aufwachen wie gerädert.

Dadurch kommt es zu Einschränkungen der Leistungsfähigkeit am Tage: Es ist bekannt, dass Patienten mit Insomnien häufiger am Arbeitsplatz fehlen, weil sie oft so schlecht schlafen, dass sie ihren beruflichen Anforderungen nicht mehr nachkommen können. Es kommt auch zu vermehrten Arztkontakten und Kuraufenthalten: Viele Patienten gehen nach jahrelangen Schlafstörungen in eine Kur in der Hoffnung, dass ihnen dort geholfen wird – meist erfüllt sich diese Erwartung aber nicht, weil es in den meisten Kurkliniken keine Ärzte gibt, die sich mit der Behandlung von Schlafstörungen auskennen. Zahlreiche Insomniker haben aus dem gleichen Grund eine wahre Odyssee von einem Arzt zum anderen hinter sich.

Im Zusammenhang mit Ein- und Durchschlafstörungen können auch psychische Beschwerden auftreten: Man leidet unter Lustlosigkeit und Antriebsmangel, wird reizbarer, ängstlicher, weniger belastbar und unsicher. Weil man weiß, dass man nicht mehr so leistungsfähig ist und sich nicht mehr so gut konzentrieren kann, geht das Selbstvertrauen verloren; mit der Zeit kann es sogar zu einer depressiven Verstimmung kommen: Es ist statistisch erwiesen, dass die Wahrscheinlichkeit, innerhalb von drei Jahren eine Depression zu entwickeln, bei einer unbehandelten Schlafstörung deutlich erhöht ist.

Viele Patienten ziehen sich auch von Kontakten zu ihren Mitmenschen zurück; sie haben Angst, dass es sie innerlich zu sehr aufwühlt, wenn sie sich abends noch mit jemandem treffen, und dass sie dann noch schlechter schlafen als sonst. Nach und nach gibt man so seinen Freundeskreis, Vereinsaktivitäten, Hobbys usw. auf – die Lebensqualität wird immer weiter eingeschränkt. Für viele Schlafgestörte ist sogar der abendliche Krimi im Fernsehen eine zu große Belastung.

Wenn man die Patienten befragt, stellt man fest, dass drei Viertel sich durch ihre Insomnie in ihrem Alltagsleben eingeschränkt empfinden. Ein knappes Drittel fühlt sich aufgrund seiner Schlafstörung sogar arbeitsunfähig (das heißt nicht, dass diese Patienten dann auch tatsächlich krank geschrieben werden; aber sie fühlen sich den Anforderungen am Arbeitsplatz nicht mehr gewachsen). Drei Viertel der in Hausarztpraxen befragten Patienten hatten ihre Schlafstörung schon seit zwölf Monaten oder noch länger; 40,9 Prozent leiden jede Nacht unter Schlafproblemen.

Unruhige Beine: das Restless-Legs-Syndrom

Natürlich gibt es auch neurologische Erkrankungen, die den Schlaf stören können. Die verbreitetste dieser Krankheiten ist das Restless-Legs-Syndrom (RLS). Etwa zwei bis fünf Prozent aller Deutschen leiden darunter, und doch ist diese rätselhafte Erkrankung bei uns – auch unter den Ärzten – bis jetzt noch viel zu wenig bekannt: ein merkwürdiges Kribbeln, Ziehen oder Zucken, Schmerzen oder sonstige, oft schwer beschreibbare Missempfindungen in den Beinen. Betroffen sind meistens die Unterschenkel, manchmal auch Füße, Knie und Oberschenkel, in selteneren Fällen auch die Arme. Die Beschwerden treten hauptsächlich abends und nachts auf und halten die Betroffenen oft stundenlang wach.

Viele Patienten leiden zusätzlich auch noch unter einem starken Bewegungsdrang der Beine – es ist ihnen nahezu unmöglich, im Bett oder in anderen Ruhepositionen (etwa bei längerem Sitzen) die Beine ruhig zu halten. Sie verspüren ein unstillbares Verlangen, ihre Beine zu bewegen. Sobald sie das tun, bessern sich die Missempfindungen.

Deshalb stehen viele RLS-Patienten nachts immer wieder auf und wandern ruhelos durch die Wohnung, machen Kniebeugen oder treiben Gymnastik. Manche versuchen sich auch Erleichterung zu verschaffen, indem sie ihre Beine kalt oder warm abduschen, bürsten und massieren. Das hilft aber nur so lange, bis sie wieder im Bett liegen – kaum sinken sie in einen Zustand der Entspannung und hoffen auf erlösenden Schlaf, treten die Missempfindungen und die quälende Unruhe in den Beinen erneut auf.

Zusätzlich zu den Bewegungen, die RLS-Patienten bewusst vollführen, um sich Erleichterung zu verschaffen, treten beim RLS in den meisten Fällen auch unwillkürliche Fuß- und Beinbewegungen auf – oft im Schlaf, sodass die Betroffenen selbst es gar nicht merken, sondern nur der Bettpartner sich darüber beklagt, nachts immer wieder getreten oder gestoßen zu werden. Diese Bewegungen, die in der Fachsprache als PLM *(periodic leg movements)* bezeichnet werden, wiederholen sich in regelmäßigen Abständen und werden dem Patienten nur dann bewusst, wenn er davon aufwacht. Doch selbst wenn er nicht richtig wach wird, ist seine Schlafqualität dadurch doch erheblich beeinträchtigt, denn es kommt immer wieder zu kurzzeitigen Weckreaktionen (so genannten Arousals), an die der Betroffene sich hinterher nicht mehr erinnert, die ihn aber doch daran hindern, in Tiefschlaf zu fallen.

Durch die Missempfindungen, den ständigen Bewegungsdrang und die unwillkürlichen Beinbewegungen ist der Nachtschlaf der Betroffenen in der Regel stark beeinträchtigt: Die meisten leiden unter Ein- und Durchschlafstörungen; Tief- und REM-Schlafdauer sind bei ihnen drastisch verkürzt. Leistungsabfall und Konzentrationsstörungen beeinträchtigen die berufliche Leistungsfähigkeit; die Tagesschläfrigkeit ist oft kaum zu ertragen.

Viele Ärzte können ihren geplagten Patienten aber leider nicht helfen, weil ihnen dieses Krankheitsbild (über das erst in letzter Zeit vermehrt in den Medien berichtet wurde) gar nicht oder nur am Rande bekannt ist. Deshalb haben viele Restless-Legs-Patienten schon einen langen Leidensweg und eine zermürbende Odyssee von Arzt zu Arzt hinter sich, bis bei ihnen endlich die richtige Diagnose gestellt wird und eine entsprechende Behandlung eingeleitet werden kann.

Zwei Formen des RLS

Man unterscheidet zwei verschiedene Erscheinungsformen des Restless-Legs-Syndroms: das primäre oder idiopathische RLS und das sekundäre oder symptomatische RLS.

Das idiopathische Restless-Legs-Syndrom tritt meist familiär gehäuft auf, ohne dass irgendeine andere Erkrankung die Ursache dafür wäre; bei diesen Patienten liegt eine erbliche Veranlagung dafür vor. In Familien, in denen RLS gehäuft auftritt, sind manchmal sogar schon Kinder davon betroffen. Bei den meisten Patienten mit familiärem RLS treten die Beschwerden jedoch nicht vor dem zweiten oder dritten Lebensjahrzehnt auf und sind zu diesem Zeitpunkt häufig noch so schwach ausgeprägt, dass sie den Betroffenen in seiner Schlaf- und Lebensqualität kaum beeinträchtigen. Zwischendurch gibt es immer wieder beschwerdefreie Zeiträume, die Tage, Wochen, ja sogar Monate andauern können. Doch in der Regel verschlimmert sich das RLS im Laufe der Zeit. Im vierten oder fünften Lebensjahrzehnt ist es dann meistens so weit, dass der Patient unter gravierenden Beschwerden und Schlafstörungen leidet.

Das sekundäre oder symptomatische RLS hingegen ist Folge anderer Erkrankungen bzw. Umstände wie beispielsweise Niereninsuffizienz, Eisen-, Magnesium- oder Vitaminmangel, Schwangerschaft, Stoffwechselstörungen oder Einnahme bestimmter Medikamente (z. B. Neuroleptika, Antidepressiva, einige Kalziumantagonisten). Oft kann es geheilt werden, indem man die Primärerkrankung behandelt bzw. den Patienten auf ein anderes Medikament umstellt.

Es gibt auch noch andere Missempfindungen in den Beinen, die leicht mit einem Restless-Legs-Syndrom zu verwechseln sind – beispielsweise nächtliche Wadenkrämpfe (die jedoch im Gegensatz zu den RLS-Beschwerden bei Bewegung nicht nachlassen) und so genannte Einschlafmyoklonien: Darunter versteht man nur Sekunden andauernde Muskelzuckungen, die während des Einschlafens bei vielen Menschen auftreten und den Nachtschlaf nicht beeinträchtigen, da sie sich auf die Einschlafphase beschränken. Eine Untersuchung im Schlaflabor kann Klarheit verschaffen: Die sich in regelmäßigen Abständen wiederholenden Zuckungen der Beine, die etwa zwei bis drei Sekunden anhalten, sind in der Schlafableitung zu sehen, ebenso die Weckreaktion im EEG.

Wenn Schnarchen krank macht

Unter dem Begriff Schnarchen versteht man zuerst einmal ein Geräusch, das im Schlaf in der Regel beim Einatmen, nur selten auch beim Ausatmen, in den oberen Atemwegen entsteht.

Der Rachen wird von Weichteilen ausgekleidet. Dort befinden sich Gaumensegel, Zäpfchen und Schleimhautfalten. Atmet der Schlafende vor allem durch den Mund, können diese Weichteile durch den Sog der Luftströmung in Schwingungen versetzt werden. Als weitere Voraussetzung für das Schnarchen müssen im Bereich der oberen

Luftwege Verengungen vorliegen, sodass als Folge beim Einatmen Turbulenzen entstehen. Dann erst kann das Schnarchgeräusch entstehen.

Die Muskelspannung lässt bei jedem Menschen im Schlaf nach. Auch die Muskeln im Rachen und der Zungenmuskel, der die Zunge nach vorne zieht, erschlaffen – sowohl beim ruhig Schlafenden als auch beim Schnarcher. Rachenwand, weicher Gaumen und Zungenwurzel nähern sich bei der Einatmung durch den Sog, der von der Lunge ausgeht, und durch die verringerte Muskelspannung einander an. Im Normalfall ist die Muskelspannung jedoch groß genug, um den Rachen weit genug offen zu halten, sodass die Luft ungehindert hindurchströmen kann.

Beim Schnarcher kommt es aufgrund der entspannten Rachen- und Zungenmuskulatur zu Verengungen, manchmal liegen auch noch weitere Engstellen wie ein vergrößertes Zäpfchen oder vergrößerte Mandeln vor. Im Bereich dieser Engen strömt die Luft beim Einatmen schneller. Der beschleunigte Luftstrom bringt die Weichteile im Rachen verstärkt zum Vibrieren. Der Schlafende beginnt zu schnarchen.

Durch den rascheren Luftstrom in den oberen Atemwegen kann sich im Einzelfall der Unterdruck im Rachen noch weiter erhöhen, wodurch die Rachenwände noch stärker nach innen gezogen werden, sodass sich die Atemwege noch mehr verengen.

Dies kann im schlimmsten Fall dazu führen, dass sich die Atemwege völlig verschließen – vor allem an der natürlichen Engstelle des Rachens, wo Gaumensegel und Zungenwurzel liegen. Dieser Verschluss wird auch als Kollaps bezeichnet: Die Atmung setzt für eine Zeit lang aus und anschließend mit einem heftigen Schnarchgeräusch wieder ein. Solche Atemaussetzer nennt man obstruktive (verschlussbedingte) Apnoen.

Schnarchen tritt vor allem dann auf, wenn man auf dem Rücken liegt. Der Grund dafür liegt in der Schwerkraft. Die Zungenwurzel fällt in der Rückenlage ein wenig nach hinten zur Rachenwand hin, und da der Hauptzungenmuskel besonders im Tiefschlaf entspannt ist, wird der Schwerkraft nicht gegengesteuert.

Die Folge: Es kommt zu einer Enge im Rachenraum. Dadurch wird der Luftstrom beschleunigt, und die Weichteile im Rachen werden in Schwingungen versetzt – das charakteristische Schnarchgeräusch entsteht. Auch Menschen, die in Seitenlage überhaupt nicht schnarchen, können in dieser Position zum Schnarcher werden.

In den meisten Fällen ist die Lautstärke bei gleichmäßigem Schnarchen geringer als bei dem Schnarchen, das auf Schlafapnoe hindeutet. Dieses heftige Schnarchen kann den Partner sogar aus dem Tiefschlaf reißen, aus dem es relativ schwer ist, jemanden zu wecken. Lautstärken von 70 Dezibel (das entspricht in etwa einem normalen Gespräch) und mehr sind keine Seltenheit.

Unterschiedliche Weichteile des Nasen-Rachen-Raums können, wenn sie in Schwingung geraten, das Schnarchgeräusch erzeugen. Die Mediziner unterscheiden zum Beispiel, ob das Schnarchen durch Schwingungen des Gaumensegels oder durch Vibrationen von Schleimhautfalten im Rachen entsteht. Wenn das Gaumensegel die Ursache für das Schnarchgeräusch ist, wird es velares Schnarchen genannt; sind Schleimhautfalten im Rachen die Auslöser des Schnarchens, ist vom pharyngealen Schnarchen die Rede – auch beides gleichzeitig kann die Ursache des nächtlichen „Konzerts“ sein.

Welche Symptome deuten auf eine Schlafapnoe hin?

Hauptsymptom für eine Schlafapnoe sind Atempausen, die im Extremfall bis zu zwei Minuten dauern können, gefolgt von explosionsartigem Schnarchen. Der Erkrankte bekommt davon jedoch meistens selbst nichts mit – es sei denn, die Weckreaktion des Gehirns ist stark genug, dass er vollständig erwacht.

Zu den Symptomen, über die die Erkrankten klagen, wenn sie nachts erwachen, zählt hauptsächlich Herzrasen, doch auch ein Beklemmungsgefühl und Erstickungsangst kommen vor.

Häufig sind es die Partner, die einen an Schlafapnoe Erkrankten zum Arzt schicken, weil sie fürchten, er könnte in der Nacht ersticken. Meistens wachen die Partner durch das heftige Schnarchen auf und können nicht gleich wieder einschlafen. Werden sie Zeugen der Atempausen, haben sie oft Angst, der Schläfer könne die Atmung ganz einstellen. Deshalb wecken sie den Schläfer meistens auf, wenn er lange Zeit nicht atmet. Im Extremfall wagt es der Partner im Anschluss daran nicht mehr, in den Schlaf zu fallen, um einer Katastrophe vorzubeugen. So wird auch der Partner um seinen Schlaf gebracht.

Das „gefährliche“ Schnarchen

Zur Gesundheitsgefährdung wird das Schnarchen, wenn es zum völligen Verschluss der oberen Atemwege während des Schlafs kommt und dadurch die Atmung zeitweise aussetzt. Nach der Atempause setzt die Atmung glücklicherweise meist mit einem heftigen, lauten Schnarchgeräusch wieder ein.

Durch die verminderte Rachen- und Zungemuskulaturspannung während des Schlafs und – eventuell – durch zusätzliche Raum fordernde Massen wird die Atmung beim krankhaften Schnarchen behindert. Durch die Enge im Rachen erhöht sich die Strömungsgeschwindigkeit der Atemluft im Rachen; dadurch wiederum sinkt der Druck. Durch diesen Unterdruck nähern sich die hintere Rachenwand, der weiche Gaumen und die Zungenwurzel einander weiter an. So kann es schließlich zum Verschluss der Atemwege kommen.

Sind die Atemwege verschlossen, kann keine Atmung mehr stattfinden – es kommt zum vorübergehenden Atemstillstand (Apnoe). Auch wenn noch weiterhin Atembewegungen stattfinden, nützen sie nichts – sie sind der vergebliche Versuch des Körpers, Luft zu bekommen.

Der Körper ist jedoch auf die Atmung und dadurch auf die Zufuhr von Sauerstoff und den Abtransport des Kohlendioxids angewiesen. Sinkt der Sauerstoffgehalt im Blut nun auf einen kritischen Wert und steigt der Kohlendioxidgehalt an, bedeutet dies Gefahr, und diese ist mit dem Schlaf nicht vereinbar: Das Gehirn schaltet um, der Schlaf wird unterbrochen. Gleichzeitig mit dem Eintreten in den Wachzustand steigt die Muskelspannung wieder an, die Atemwege erweitern sich wieder.

Die Weckreaktion wird dem Schläfer meist nicht bewusst. Der erste Atemzug nach der Atempause ist in der Regel mit einem lauten Schnarcher verbunden, weil sich der Verschluss gelöst hat, der Rachen aber noch eng ist und durch den hohen Atemantrieb aufgrund der kritischen Situation die Einatmung besonders heftig erfolgt. Nachdem die Atemwege nun offen sind und sich die Atmung normalisiert hat, schläft der Betroffene wieder ein, woraufhin sich dasselbe „Spiel“ wiederholt.

Kommt es innerhalb einer Stunde zu mehr als zehn Atemaussetzern oder Atempausen, sprechen die Mediziner vom obstruktiven Schlafapnoe-Syndrom. Das heißt so viel wie verschlussbedingte Atempausen während des Schlafs. Die Bezeichnung Syndrom sagt

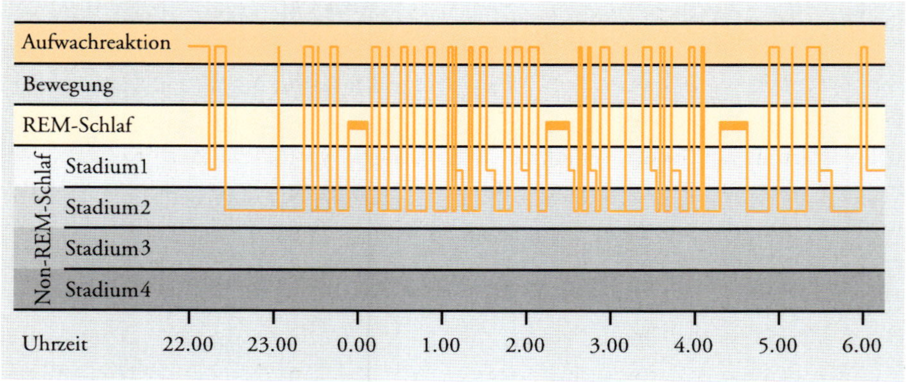

Die Schlafstadienkurve zeigt das Schlafverhalten eines Patienten mit Schlafapnoe. Die Tiefschlafphasen entfallen völlig, und es kommt häufig zu Aufwachreaktionen in der Nacht, die der Patient selbst gar nicht wahrnimmt. Doch sein Schlaf ist nachhaltig gestört, und der Patient fühlt sich am nächsten Morgen alles andere als ausgeschlafen und fit.

aus, dass die krankhaften Atempausen weitere körperliche Beschwerden wie Herzerkrankungen mit sich bringen.

Während der Atempause verlangsamt sich zunächst auch der Herzschlag. Gleichzeitig mit der Weckreaktion und dem Wiedereinsetzen der Atmung steigt er dann jedoch infolge der Ausschüttung von Adrenalin stark an, parallel dazu steigt der Blutdruck. Vom obstruktiven Schnarchen sprechen die Ärzte, wenn es im Schlaf noch nicht zum völligen Verschluss des Rachens, sondern nur zu einer starken Einengung kommt. Aber auch hier treten Veränderungen der Blutgase Sauerstoff und Kohlendioxid und Weckreaktionen auf. Sowohl die Schlafapnoe als auch das obstruktive Schnarchen gehören in ärztliche Behandlung.

Warum manche Schnarcher ständig müde sind

Menschen, die unter Schlafapnoe leiden, sind dauernd müde – selbst wenn sie sehr viel geschlafen haben. Der Grund: Der Schlaf hat für sie keinen Erholungswert. Vor allem während des Tief- und des REM-Schlafs regenerieren sich Körper und Geist. Diese

Schlafstadien sind bei Menschen mit Schlafapnoe gestört, ihr Schlaf ist durch zahlreiche Weckreaktionen in viele kleine Stücke geteilt. Dadurch geht der Erholungswert des Schlafs verloren.

Tiefschlaf und REM-Schlaf sind die Phasen, in denen die Muskelspannung besonders stark herabgesetzt ist. Es kommt in diesen Stadien leichter zu einem Verschluss der oberen Atemwege und damit zu Atemaussetzern. Diese Atempausen werden vom Gehirn dadurch unterbrochen, dass es den Schläfer weckt, wodurch die Muskelspannung wieder steigt, der Rachen sich öffnet und die Atmung wieder möglich wird.

Dieses Wecken wird vom Schlafenden meistens nicht registriert – er schläft bald wieder ein (und schnarcht weiter). Nach einer gewissen Zeit – bei manchen Schnarchern schon nach einigen Atemzügen – kommt es infolge des Wiedereinschlafens erneut zu einer Atempause und damit wieder zu einem (nicht wahrgenommenen) Erwachen. Bei manchen Schläfern wiederholt sich diese Prozedur mehrere hundert Mal in einer Nacht.

Es ist also kein Wunder, dass Menschen, die unter Schlafapnoe leiden, am Tag dauernd müde sind: Tief- und REM-Schlaf werden durch die dauernden Weckreaktionen des Gehirns anhaltend gestört. Der Schlaf bedeutet für diese Betroffenen nicht Erholung, sondern großen Stress – auch mit Belastungen von Herz und Kreislauf. Sie merken freilich von alldem, was sich im Schlaf abspielt, nichts und wundern sich nur darüber, dass sie immer müde sind – egal, wie lange sie schlafen.

Folgen der Müdigkeit

Viele Schlafapnoiker nicken tagsüber bereits ein, wenn sie sich an einen Tisch setzen oder einige Zeilen lesen – wenn sie auf irgendeine Art zur Ruhe kommen. Manche übermannt der Schlaf am Arbeitsplatz, andere im Auto. Das kann gefährliche Folgen für den Betroffenen, aber natürlich auch für andere haben, wenn es z. B. als Folge des Einschlafens zu einem Autounfall kommt.

Wen am Arbeitsplatz dauernd bleierne Müdigkeit überfällt, der hat kaum mehr berufliche Aufstiegschancen; da die ständige Müdigkeit die Leistung stark mindert, kann sie im Extremfall sogar zur Kündigung führen – schließlich wissen weder die Vorgesetzten noch der Betroffene selbst, dass eine ernst zu nehmende Krankheit hinter der anhaltenden Müdigkeit steckt.

Ein Arbeitnehmer mit Schlafapnoe, der mit gefährlichen Stoffen zu tun hat, schwere Maschinen bedienen muss, ein öffentliches Verkehrsmittel lenkt oder einen Tanklastzug fährt, kann auch Arbeitsunfälle verursachen, bei denen er und andere schwer verletzt werden. Daher sollten Sie bei anhaltender Müdigkeit unbedingt einen Arzt aufsuchen.

Belastung für Herz und Kreislauf

Den wenigsten Menschen ist bekannt, dass es infolge einer Schlafapnoe auch zu schweren Herzerkrankungen kommen, dass sogar der Tod die Folge dieser körperlichen Störung sein kann.

Damit verständlich wird, warum häufige Atempausen in der Nacht das Herz schädigen können, müssen Sie in groben Zügen wissen, welche Aufgabe das Herz hat und wie es mit Lunge und Blutkreislauf zusammenarbeitet.

Durch ein weit verzweigtes Gefäßsystem transportiert das Blut nicht nur lebenswichtige Nährstoffe und Sauerstoff zu den verschiedenen Organen und ihren Zellen, sondern es nimmt auch Kohlendioxid und Abbauprodukte der Nährstoffe wieder auf. Die Zirkulation des Blutes und damit die ständige Versorgung aller Körperzellen (und Entsorgung von Stoffwechselabfällen aus den Zellen) wird durch die Herztätigkeit aufrechterhalten.

Das Herz ist somit der Motor des Blutkreislaufs, der das Blut in den Körper pumpt. Man unterscheidet zwei Kreislaufsysteme: den kleinen Lungenkreislauf und den großen Körperkreislauf. Über den Lungenkreislauf wird das Blut vom Herzen in die Lunge transportiert. Dort nimmt es frischen Sauerstoff auf und gibt das Kohlendioxid ab. Von der Lunge kehrt das Blut wieder zum Herzen zurück und gelangt von dort über die Hauptschlagadern in den Körperkreislauf. Auch das Herz selbst wird über Blutgefäße, die Koronararterien, mit Nährstoffen und Sauerstoff versorgt. Herz- und Lungentätigkeit sind lebensnotwendig – versagt das Herz oder die Atmung, tritt der Tod ein.

Damit das Blut durch die Blutgefäße fließen kann, muss das Herz das Blut mit Druck in die Gefäße pressen. Der Druck, den das Herz aufbringt, um den Kreislauf aufrechtzuerhalten, wird als Blutdruck bezeichnet. Erhöht sich der Herzschlag (z. B. bei Aufregung oder Anstrengung), steigt normalerweise auch der Blutdruck. Ein dauerhaft oder häufig auftretender hoher Blutdruck belastet das Herz, schädigt die Gefäße

Karriereknick durch Schlafapnoe

Typisches Anzeichen für ein Schlafapnoe-Syndrom ist eine andauernde Schläfrigkeit am Tag. Der Kranke fühlt sich schon morgens wie zerschlagen, den ganzen Tag lang ist er müde. Es gelingt ihm nur schlecht, sich zu konzentrieren, die Leistungsfähigkeit lässt nach. Aus – wie der Kranke meint – unerklärlichen Gründen nickt er tagsüber ein, sogar bei Tätigkeiten, die seine volle Aufmerksamkeit erfordern wie das Autofahren. Dieser Verlust der Konzentrationsfähigkeit und die ständige Müdigkeit nagen am Selbstbewusstsein des Kranken und lassen ihn in den Augen anderer nicht selten als Versager und Faulpelz erscheinen. Die Folge: Beruflich kommt er nicht mehr voran.

Auch private Aktivitäten werden immer seltener, denn der Kranke fühlt sich zu müde, um etwas zu unternehmen, und meidet Gesellschaft auch aus Angst, sich durch Einschlafen beim Kaffeetrinken oder am Stammtisch lächerlich zu machen. Selbst ein Urlaub bringt keine Hilfe. Die so entstehende Isolation, die Misserfolge im Beruf und die dauernde Abgeschlagenheit können unter anderem zu Depressionen führen.

Falls Sie eines oder mehrere dieser Anzeichen einer Schlafapnoe bei sich feststellen oder von Ihrem Partner auf diese aufmerksam gemacht werden, sollten Sie sich an den Arzt wenden. Eine Schlafapnoe kann nämlich nicht nur die Leistungsfähigkeit beeinträchtigen und einen Karriereknick sowie seelische Probleme mit sich bringen, sie kann auch schwere körperliche Folgen nach sich ziehen.

und erhöht so das Risiko für Herzerkrankungen und Schlaganfall.

Während der Atempausen, zu denen es beim Schlafapnoe-Syndrom kommt, gelangt kein Sauerstoff in die Lunge. Das verbrauchte Blut, das durch das Herz in die Lunge gelangt, kann nicht mit Sauerstoff angereichert werden. Eine Abgabe von Kohlendioxid an die Außenluft ist bei verschlossenen Atemwegen nicht möglich. Sauerstoffmangel und eine erhöhte Kohlendioxidkonzentration im Blut sind lebensgefährlich. Eine über Minuten anhaltende Apnoe setzt Überlebensmechanismen in Gang: Lebenswichtige Funktionen wie die

Atmung werden durch Regelsysteme kontrolliert. Daher werden bei der Apnoe Mechanismen aktiviert, welche einerseits den Schlaf unterbrechen, andererseits den Atemantrieb erhöhen. Dadurch kann die bedrohliche Situation behoben werden – die Muskelspannung von Rachen und Zunge wird gesteigert. Die Atemwege öffnen sich, die Luft kann wieder strömen. Die Werte der Blutgase Sauerstoff und Kohlendioxid normalisieren sich.

Der mit den Atempausen verbundene Stress, der Blutdruckanstieg, der Sauerstoffmangel und damit verbundene Herzrhythmusstörungen sind für das Herz sehr belastend. Der Blutdruck von Schlafapnoikern ist, zumindest nachts, oft wesentlich höher als bei gesunden Schläfern und Schnarchern ohne Einengung des Rachenraums im Schlaf.

Die Gefahr, einen Herzinfarkt oder Schlaganfall zu bekommen, steigt mit der Schwere der Apnoe. Auffallend häufig kommt es bei Schlafapnoe-Patienten zu einem Versagen der rechten Herzhälfte (Rechtsherzversagen). Die rechte Herzhälfte ist dadurch besonders betroffen, dass infolge des Sauerstoffmangels im Blut der Druck im Lungenkreislauf reflektorisch ansteigt. Ein Rechtsherzversagen ist erkennbar an der Einlagerung von Wasser im Körper, z. B. in den Beinen.

Patienten, die bereits unter einer Herzerkrankung leiden, insbesondere unter einer Verengung der Herzkranzgefäße (koronarer Herzkrankheit), oder die schon einen Herzinfarkt erlitten haben, sollten verstärkt auf Anzeichen einer Schlafapnoe achten (auf den Partner hören!). Es besteht die Gefahr, dass es infolge der verringerten Sauerstoffversorgung während der Atempausen zu einem lebensgefährlichen Sauerstoffmangel des Herzens kommt, das aufgrund der Krankheit ohnehin schon schlechter mit Sauerstoff versorgt wird. Auch das Gehirn erhält weniger Sauerstoff, sodass auch die Gefahr steigt, einen Schlaganfall zu erleiden.

Wissenschaftler gehen mittlerweile sogar davon aus, dass das Risiko, innerhalb von 15 Jahren an den Folgen einer unbehandelten Schlafapnoe zu sterben, in etwa genauso hoch ist wie bei der Immunschwächekrankheit AIDS.

Die Atmung schafft schließlich die Voraussetzung dafür, dass das Blut mit Sauerstoff versorgt und vom „Körperabgas“ Kohlendioxid befreit wird.

Ohne die Atmung und den Austausch der Blutgase würden auch das „beste“ Herz und der „beste“ Kreislauf nichts nützen – wie der Herzschlag darf auch die Atmung nicht über längere Zeit aussetzen.

Schon wenige Minuten Atemstillstand bedeuten unter normalen Bedingungen den Tod. Warum ist das so? Praktisch jede Körperzelle braucht Sauerstoff. Sie verbrennt mit dem Sauerstoff Nahrungsstoffe wie Zucker und gewinnt daraus Energie, die sie für die Stoffwechselvorgänge braucht, die in jeder Zelle ständig ablaufen und ein zentrales Merkmal des Lebens sind.

Anders als bei einem einzelligen Lebewesen wie einer einfachen Alge, die im Wasser lebt und sich den Sauerstoff direkt aus ihrer Umgebung holen und das Kohlendioxid direkt wieder in das Wasser abgeben kann, sind die Zellen bei komplizierter gebauten Lebewesen auf eine „künstliche" Umgebung angewiesen, die ihnen den Sauerstoff „heranschafft".

Diese Umgebung ist das Blut – aus dem Blut holen die Zellen den Sauerstoff und die Nährstoffe, an das Blut geben sie das Kohlendioxid und die Stoffwechselschlacken ab. Das Blut umspült über feinste Äderchen jede Zelle. Obwohl der rote Blutfarbstoff die Kapazität des Blutes für die Blutgase Sauerstoff und Kohlendioxid erhöht, sind die Speicher nur klein. Die Atmung ist für den raschen Austausch notwendig, sonst ist der „Sauerstofftank" der Zellen leer, und der „Kohlendioxidtank" läuft über.

Eine Unterbrechung der Atmung wird nicht lange vertragen. Werden die Organe nicht ausreichend mit Sauerstoff versorgt, sterben die Zellen ab. Dies führt im Extremfall zum Herzinfarkt, im Gehirn kann es zum Hirnschlag kommen.

Der Anstieg des Kohlendioxids kann ebenfalls gefährlich werden. Bei sehr hohen Kohlendioxidwerten kann eine Kohlendioxidnarkose auftreten, die das Gehirn und damit auch das zum Gehirn gehörende Atemregulationszentrum lähmt. Dann hört schließlich die Atmung auf.

Damit solche lebensbedrohlichen Situationen nicht auftreten, schlägt das Atemzentrum schon lange vorher Alarm. Ausgelöst durch diesen Alarm wird die Apnoe beim Schlafapnoe-Syndrom abrupt beendet, die Atmung setzt wieder ein, der Blutdruck steigt, der Herzschlag beschleunigt sich, und es kommt zur kurzen Weckreaktion.

Das Atemzentrum im Gehirn steuert auch die Atemmuskeln, von denen das Zwerchfell der wichtigste ist. Die Rachenmuskeln sind jedoch Teil des Atemapparates, und ihre Aktivität wird vom Gehirn gesteuert.

Ein- und Durchschlafstörungen: ein verhängnisvoller Teufelskreis

Meist stehen bei einer Ein- und Durchschlafstörung psychische Ursachen im Vordergrund. Ein belastendes Ereignis führt zu einer vorerst einmal vorübergehenden Schlafstörung, wobei „belastend" sowohl im negativen als auch im positiven Sinn gemeint sein kann: Eine solche Stresssituation kann beispielsweise ein Streit, ein Beziehungskonflikt oder ein Problem am Arbeitsplatz sein, aber auch der ersehnte Lottogewinn oder ein bevorstehender Urlaub, auf den man sich freut. Denn der Lottogewinn wirft die Frage auf, was man mit dem vielen Geld denn nun eigentlich anfangen soll, wie man es am besten anlegt etc., und solche Überlegungen können einem schon schlaflose Nächte bereiten. Der Urlaub erfordert Vorbereitungen: Man muss vieles planen, Haustiere und Zimmerpflanzen versorgen, die Koffer packen, und vielleicht schläft man ja auch vor lauter Vorfreude nicht so gut wie sonst.

Egal ob positiv oder negativ: Man kann sich von diesem Ereignis, das einem sehr nahegeht, nicht distanzieren; es führt zu innerer Anspannung, auch in der Nacht – und so entsteht eine Schlafstörung.

Normalerweise gehen solche belastenden Situationen wieder vorüber, und man schläft dann auch wieder gut. Es kann aber durchaus auch anders laufen: Oft ist es so, dass die Stresssituation längst nicht mehr besteht (das kleine Kind ist inzwischen größer geworden und schreit nachts nicht mehr, der Streit mit dem Partner hat sich längst wieder in Wohlgefallen aufgelöst, usw.) – aber die Schlafstörung hat sich gewissermaßen verselbstständigt und bleibt trotzdem hartnäckig weiter bestehen.

Hier kommen Konditionierungsprozesse ins Spiel, also eine Art Gewöhnungseffekt: Unser Körper und/oder unsere Psyche hat sich inzwischen daran gewöhnt, schlechter zu schlafen und nachts öfter wach zu liegen. Unser ganzer Organismus – Herz-Kreislauf-System, Atemfrequenz, Ausschüttung bestimmter Hormone etc. – ist höher aktiviert und auf den Wachzustand eingestellt.

Außerdem kann man sich natürlich auch an die Unsitte gewöhnen, nachts im Bett Probleme zu wälzen. Das heißt, man ist nur körperlich im Bett anwesend, aber in Gedanken ganz woanders und hochaktiv, zum Beispiel beim Streit mit dem Partner, am Arbeitsplatz oder in der Werkstatt, beim Erledigen von Hausaufgaben mit den Kindern – ein Zustand, der mit Schlaf nicht vereinbar ist.

Kurzum: Man kann nicht mehr auf Distanz zum Alltagsgeschehen gehen. Kommen dann auch noch ungünstige schlafhygienische Bedingungen hinzu (über das Thema Schlafhygiene werden wir später noch mehr erfahren), so kann sehr leicht eine chronische Schlafstörung entstehen.

Man setzt sich selbst unter Druck

Und wenn man dann feststellt, dass die Schlafstörung immer noch da ist, obwohl es längst keine Ursache mehr dafür gibt, bekommt man es mit der Angst zu tun: Wie werde ich mein Schlafproblem wieder los? Man geht abends schon mit der Erwartung ins Bett: Wie werde ich heute Nacht schlafen? Und man setzt sich unter Druck, indem man denkt: „Jetzt ist schon eine halbe Stunde vergangen, und ich schlafe immer noch nicht. Morgen früh um sechs klingelt der Wecker – das sind nur noch fünfeinhalb Stunden. Jetzt muss ich mich aber anstrengen, damit ich endlich einschlafe und morgen fit und leistungsfähig bin!"

Anstrengung aber hat etwas mit innerer Anspannung zu tun, und wer angespannt ist, kann nicht schlafen. Hinzu kommt dann vielleicht noch der Ärger oder die Frustration darüber, dass man nicht schläft – und schon hat man das Patentrezept für eine schlaflose Nacht.

Eine halbe Stunde später schaut man vielleicht schon wieder auf die Uhr: „Ich bin ja immer noch wach" – und strengt sich noch mehr an, doch endlich einzuschlafen, denn jetzt sind es nur noch fünf Stunden bis zum Aufstehen. Man wird noch angespannter und frustrierter, was das Einschlafen noch unmöglicher macht. Damit ist der Grundstein für eine bleibende Schlafstörung gelegt und ein verhängnisvoller Teufelskreis in Gang gekommen.

Dieser Teufelskreis endet oft erst in den frühen Morgenstunden, kurz bevor der Wecker klingelt. Man denkt sich: „Jetzt ist die Nacht gelaufen. Ich konnte wieder nicht schlafen." Dann stellt sich ein Gefühl der Resignation ein, und in dieser Resignation steckt auch eine heilsame Portion Entspannung: „Jetzt ist ja sowieso alles egal." Im Gefolge dieser Entspannung übermannt einen Müdigkeit und endlich auch der ersehnte Schlaf, der dann aber leider oft nur noch zwei bis drei Stunden dauert.

„Schlafkrankheit" Narkolepsie

Die Narkolepsie ist eine neurologisch bedingte Schlaf-Wach-Störung mit einer Störung der REM-Schlaf-Regulation. Bei den Ursachen wirken erbliche Veranlagung und äußere Auslöser zusammen. Ausgelöst werden kann die Krankheit bei entsprechender genetischer Veranlagung u.a. durch Infektionen, Operationen, Schädel-Hirn-Verletzungen, Erkrankungen des zentralen Nervensystems, Schwangerschaft, Geburt oder psychische Belastungen.

Sie beginnt meist im Jugendalter, kann aber auch schon bei Kindern auftreten. Bei der Polysomnografie zeigen sich u.a. verringerter Tiefschlaf, häufigeres Erwachen, längere Wachliegezeiten, vermehrte Körperbewegungen im Schlaf und häufige Sleep-onset-REM-Perioden (d.h., der REM-Schlaf setzt weniger als acht bis zehn Minuten nach Schlafbeginn ein). Ferner können bei der Diagnose spezielle Tests eingesetzt werden, um die Tagesschläfrigkeit bzw. Wachheit (Vigilanz) des Patienten zu messen.

Die Narkolepsie ist nicht häufig: Auf 100 000 Personen kommen etwa 50 bis 60 Erkrankungsfälle. Aber sie kann zu erheblichen Einschränkungen der Lebensqualität und Leistungsfähigkeit führen. Das auffälligste Symptom der Narkolepsie ist Tagesschläfrigkeit mit einer oft unwiderstehlichen Einschlafneigung. So kommt es häufig zu ungewolltem Einschlafen – v.a. in monotonen Situationen wie langem Autofahren. Die Schlafattacken können aber auch in Situationen auftreten, die der Patient als interessant und anregend empfindet, z.B. bei einer lebhaften Unterhaltung. Die Tagesschläfrigkeit kann zu Aufmerksamkeits- und Konzentrationsstörungen führen.

Ein weiteres Symptom sind Kataplexien: Anfälle von Muskelschwäche, die zu einem Erschlaffen der Gesichtsmuskeln, Weichwerden in den Knien oder sogar zum völligen In-sich-Zusammensacken führen können. Fast immer werden diese Kataplexien durch Lachen oder plötzliche Emotionen wie Freude, Stolz, Ärger, Angst oder Überraschung ausgelöst. Das Bewusstsein des Patienten ist dabei nicht gestört oder zumindest nur geringfügig beeinträchtigt. Die Anfälle dauern meist nur 5 bis 30 Sekunden, können aber auch 30 Minuten oder länger anhalten.

Bei vielen Patienten sind die Kataplexien das zweite Narkolepsie-Symptom, das allerdings oft erst Jahre oder gar Jahrzehnte nach der Tagesschläfrigkeit auftritt, sodass die Narkolepsie im

Anfangsstadium oft schwer zu diagnostizieren ist.

Ein weiteres typisches Narkolepsie-Symptom ist die Schlaflähmung – ein beim Einschlafen oder in der Aufwachphase auftretender Verlust des Muskeltonus mit vollständiger Bewegungs- und Sprechunfähigkeit, der Sekunden bis Minuten anhalten kann und meist spontan oder durch äußere Reize endet.

Außerdem können Narkolepsiekranke unter Halluzinationen beim Einschlafen oder Aufwachen leiden: lebhaften, häufig angstbesetzten Trug- und Traumwahrnehmungen, oft begleitet von Schlaflähmungen. Hinzu kommen Störungen des Nachtschlafs – ein leichter, zerhackter Schlaf mit häufigem Erwachen und teilweise stundenlangem Wachliegen. Bei bis zu 40 Prozent aller Patienten ist der gestörte Nachtschlaf das zweite Symptom, in dem sich eine beginnende Narkolepsie äußert. Oft ist die Narkolepsie mit weiteren Beschwerden bzw. Erkrankungen verbunden, die den Schlaf beeinträchtigen, z. B. periodischen Beinbewegungen und Schlafapnoe.

Ein typisches Narkolepsie-Symptom, das 17 bis 58 Prozent aller Patienten betrifft, ist automatisches Verhalten – Handlungen, die im Halbschlaf weitergeführt werden und die aufgrund der mangelnden Wachheit falsch oder unsinnig sein können. Ähnlich wie die Kataplexien können sie nur wenige Sekunden, aber auch bis zu 30 Minuten anhalten. Meist treten sie in monotonen Situationen auf; oft kann der Patient sich hinterher nicht mehr daran erinnern. Automatisches Verhalten und Schlafattacken sind mit einer erhöhten Unfallgefahr verbunden.

Schlafstörungen durch Lungenerkrankungen

Bei Lungenerkrankungen kann es infolge erheblicher Veränderungen der Belüftung der Lungen im Schlaf zu ausgeprägten Schlafstörungen kommen. Dies ist der Fall bei Asthma bronchiale, einer chronischen Verengung der Atemwege (COPD), Lungenerkrankungen mit Veränderungen des Lungengerüstes (Lungenfibrose) und Verringerung des Lungenvolumens durch Verkrümmung der Wirbelsäule (Kyphoskoliose). Da sich die Muskulatur im Schlaf entspannt, verengt sich auch der Durchmesser der oberen Luftwege. Eine weitere ungünstige Folge des Schlafes für die Atmung ist die liegende Position, da der Bauch im Liegen das Zwerchfell nach oben drückt.

Der Schlaf verändert die Atmung bei Gesunden dennoch nur geringfügig, Kreislaufstörungen werden nicht ausgelöst. Bei Lungenerkrankungen dagegen führt Schlaf bei aktueller Lungenfunktionseinschränkung zu krankhaften Atemstörungen mit Weckreaktionen, die Blutdruckanstieg, Pulsanstieg usw. auslösen, sodass die Patienten infolge der Schlafunterbrechungen erheblich tagesschläfrig sind.

Schlafstörungen bei Asthma bronchiale

Während des Schlafes beobachtet man bei Asthmatikern als Folge der vermehrten Kontraktionsbereitschaft der Bronchien eine Zunahme der Asthmabeschwerden mit Störung der Atmung. Auch die Reinigungsfunktion des Bronchialsystems wird deutlich beeinträchtigt, und das Bronchialsekret verstopft die Bronchien.

Die Veränderungen während des Schlafes durch das Asthma bronchiale führen zu einer erheblichen Minderung der Schlafdauer, die bei etwa 75 Prozent eines Gesunden liegt und um etwa ein bis zwei Stunden vermindert ist. Viele Patienten erwachen nachts durch Atemnot und liegen lange Zeit wach.

Da Tiefschlaf die Weckreaktion verlängert, sind Patienten mit instabilem Asthma bronchiale besonders gefährdet. Durch Schlafmangel infolge länger dauernder Asthma-Attacken erschöpft sich die Atemmuskulatur. Eine Erhöhung der Kohlensäurespannung im Blut weist auf eine drohende Erschöpfung des Zwerchfells hin. In diesem Fall sollten die Patienten auf einer Intensivstation überwacht werden. Die Bedeutung des Schlafs für Asthmapatienten wird u.a. dadurch deutlich, dass in der Nacht mehr Todesfälle auftreten als am Tag.

Chronisch obstruktive Lungenerkrankung (COPD)

Bei der chronisch obstruktiven Bronchitis (COPD) liegt eine chronische Entzündung der Bronchien vor, die zu Schleimhautschwellung, vermehrter Sekretproduktion und mäßiger tageszeitabhängiger Verengung der Atemwege führt. Zusätzlich findet sich häufig ein Emphysem, das durch einen Elastizitätsverlust der Lunge gekennzeichnet ist, durch den diese zunehmend überdehnt wird. Oberfläche und Durchblutung der Lunge vermindern sich.

All diese Störungen können sich im Schlaf und durch den Schlaf verschlechtern. Aus der verminderten Ventilation besonders im REM-Schlaf resultieren länger anhaltende Perioden mit Sauerstoffmangel, die sogar mehr als 20 Minuten dauern können.

Als Konsequenz des Sauerstoffmangels steigt der Druck im Lungenkreislauf während der Nacht deutlich an. Als Folge der vermehrten Rechtsherzbelastung und des zunehmenden Sauerstoffmangels sind im Schlaf gehäuft Herzrhythmusstörungen zu beobachten, deren Bedeutung allerdings noch unklar ist. Die Anzahl an Todesfällen ist in der Nacht verglichen mit dem Tage deutlich erhöht. Als Folge der Störung der Lungenbelüftung durch den Schlaf kommt es auch zu erheblichen Störungen des Schlafprofils. In der Regel schlafen Patienten mit schwergradiger COPD nur etwa vier Stunden (während das „Schlafsoll", wie wir ja bereits erfahren haben, für die meisten Menschen bei sechs bis sieben Stunden liegt). Auch die Häufigkeit der Schlafstadienwechsel ist im Vergleich zum Gesunden um das Dreifache erhöht.

Wenn zusätzlich zur COPD auch noch ein Schlafapnoe-Syndrom besteht, fällt die Sauerstoffsättigung im Rahmen der nächtlichen Atemstillstände (Apnoen) noch tiefer ab. Bei Tagesschläfrigkeit von COPD-Patienten sollte an die Möglichkeit der Kombination mit einem obstruktiven Schlafapnoe-Syndrom (OSAS) gedacht werden. Im Zweifelsfall bringt eine nächtliche Messung der Sauerstoffsättigung im Blut (Pulsoxymetrie) die nötigen Anhaltspunkte, um den Verdacht zu bestätigen.

Nächtliche Schlafstörungen bei Lungenfibrose

Schlaf verursacht auch bei Patienten mit Lungenfibrose eine vermehrte Schwäche der Atemmuskulatur insbesondere im REM-Schlaf. Da das Lungenvolumen durch die Erkrankung häufig deutlich vermindert ist, fällt die Sauerstoffsättigung in dieser kritischen Schlafphase besonders tief ab. Als Folge dieser Atemstörung ist die Schlafqualität der Patienten oftmals eingeschränkt. Die Zeit, in der der Patient schläft, liegt bei etwa zwei Dritteln der normalen Schlafdauer; die Schlafstadienwechsel sind im Vergleich zu Gesunden doppelt so häufig. Durch den Sauerstoffmangel ist die körperliche und geistige Leistungsfähigkeit vermindert. Nicht selten findet man zusätzlich Schnarchen sowie obstruktive Hypopnoen (teilweise Verengungen der Atemwege).

Schlafstörungen diagnostizieren und behandeln

Es gibt verschiedene Möglichkeiten, um Schlafstörungen und schlafbezogene Erkrankungen wie z. B. ein Restless-Legs-Syndrom oder eine Schlafapnoe zu diagnostizieren und zu behandeln. Erste Anlaufstelle ist stets der Hausarzt; wenn er mit seiner Diagnose und Therapie nicht weiterkommt, ist oft eine Überweisung an einen Facharzt notwendig.

Den richtigen Arzt für Schlafstörungen finden

Schlafstörungen können sehr verschiedene Ursachen haben; daher ist ihre Diagnostik nicht immer leicht. Oft ist ein Schlafproblem einfach durch Stress oder ein vorübergehendes belastendes Lebensereignis bedingt, und/oder es steckt ein falsches Schlafverhalten dahinter. In solchen Fällen kann man sich selbst helfen, indem man Stressbewältigungsstrategien, Entspannungstechniken und einen besseren Umgang mit dem Schlaf erlernt. Davon wird im nächsten Kapitel die Rede sein.

Oft steckt aber auch eine ernsthafte körperliche oder psychische Erkrankung hinter der Schlafstörung, beispielsweise eine Depression oder Angststörung, ein Diabetes, ein Restless-Legs-Syndrom oder eine Schlafapnoe.

Leider kann man als Laie nicht so ohne weiteres beurteilen, ob nicht eventuell eine ernstere Ursache hinter dem Schlafproblem steckt. Außerdem kann auch bei rein stressbedingten Schlafstörungen eine vorübergehende Therapie mit einem Schlafmittel notwendig sein, um erst einmal den Teufelskreis der Schlaflosigkeit zu durchbrechen und das Schlafen wieder zu „erlernen“. Deshalb sollte man bei gravierenden oder länger anhaltenden Schlafstörungen, bei denen die in Kapitel 3 dieses Buches beschriebenen Selbsthilfemaßnahmen nicht helfen, auf jeden Fall einen Arzt aufsuchen.

Auch wenn Sie unter anhaltender Tagesschläfrigkeit leiden und/oder bei Ihnen schon nächtliches Schnarchen mit Atemaussetzern beobachtet wurden, ist auf jeden Fall eine ärztliche Abklärung erforderlich.

In diesem Kapitel erfahren Sie, wie der Arzt durch körperliche, neurologische oder psychische Erkrankungen verursachte Schlafstörungen diagnostiziert und behandelt – und bei welchem Arzt Sie mit Ihrem Problem überhaupt richtig aufgehoben sind.

Erste Anlaufstelle: der Hausarzt

Leider gibt es noch immer Hausärzte, die über Schlafstörungen und deren Diagnostik und Behandlung recht wenig wissen – und zwar aus dem einfachen Grund, weil solche Störungen in der medizinischen Ausbildung lange Zeit nicht berücksichtigt wurden. Und so hat der Allgemeinmediziner häufig auch kein Handwerkszeug, um Schlafstörungen wirkungsvoll zu behandeln. Deshalb bleiben solche Probleme in Deutschland oft unerkannt oder werden nicht richtig therapiert.

Dennoch behandeln viele Hausärzte ihre Insomniepatienten selbst; Überweisungen finden nur in etwas mehr als zehn Prozent aller Fälle statt. Diese Erkenntnisse stammen aus einer wissenschaftlichen Befragung von Hausärzten. Die weiteren Ergebnisse dieser Untersuchung: In 83,6 Prozent der Fälle wurden Medikamente verschrieben, und zwar oft über Jahre hinweg. Psychotherapeutische Methoden spielten in der Insomnie-Behandlung kaum eine Rolle, obwohl fast 20 Prozent der Patienten angaben, dass bei ihnen derzeit oder in der Vorgeschichte eine depressive Erkrankung oder Angststörung diagnostiziert worden war. (Beide Erkrankungen gehen sehr häufig mit Schlafstörungen einher.) Hier liegt offenbar immer noch ein großes Wissensdefizit vor.

Selbstverständlich sollte Ihr Hausarzt trotzdem stets der erste Ansprechpartner sein. Er muss Sie durch das Labyrinth der medizinischen Fachdisziplinen steuern. Der Hausarzt – gerade wenn er Sie seit Jahren kennt – hat am ehesten den Überblick: Er weiß um Ihre Vorerkrankungen, kennt teilweise auch Ihr soziales Umfeld. Wichtig ist nur, dass Sie auch nachdrücklich auf Ihre Probleme hinweisen und dass Sie, wenn Ihnen Ihre Schlafstörung subjektiv als schwerwiegend vorkommt, darauf bestehen, dass Ihr Arzt dies ernst nimmt und konsequent weiterverfolgt.

In der Regel wird (und sollte) der Hausarzt seine Patienten mit ernsthaften Schlafstörungen zum Facharzt schicken. Als Facharzt kommt nun eine ganze Reihe von Ärzten in Frage, denn *den* Facharzt für Schlafmedizin gibt es offiziell in Deutschland noch nicht. Die noch junge Sparte der Schlafmedizin ist eine interdisziplinäre Abteilung der Medizin, in der Fachärzte der verschiedensten Richtungen mitwirken. Je nach der vermutlichen Ursache Ihrer Schlafstörungen sollte der Facharzt für Sie ausgewählt werden.

Der Neurologe

Es gibt Krankheiten wie beispielsweise Depressionen, nächtliche Krampfanfälle und Narkolepsie, die zu Schlafstörungen und/oder Tagesschläfrigkeit führen. Für diese Erkrankungen ist der Neurologe bzw. Psychiater oder Nervenarzt zuständig. Wenn also eine schwere Tagesschläfrigkeit besteht und krankhaftes Schnarchen durch eine Schlafuntersuchung ausgeschlossen wurde, kann möglicherweise der Neurologe die Ursache finden. Auch das Restless-Legs-Syndrom gehört in das Behandlungsspektrum des Neurologen.

Der Pneumologe (Lungenarzt)

Der Pneumologe ist auf Krankheiten, die die Atmung betreffen, spezialisiert. Die meisten Ärzte, die Schlafuntersuchungen im Schlaflabor durchführen, sind Pneumologen, und auch die meisten Schlaflaboratorien werden von ihnen (in der Regel in Lungenkliniken) geleitet.

Der Pneumologe kann feststellen, wie gut die Lunge funktioniert, und er kennt auch die Grenzen, bei denen es beim Sauerstoffmangel und beim Kohlendioxidüberschuss für den Patienten gefährlich wird. Das ist beispielsweise für die Behandlung der Schlafapnoe sehr wichtig.

Die Pneumologen sind mit der Verwendung von Überdruckbeatmungsgeräten vertraut, die bei der Behandlung von Schlafapnoe eingesetzt werden. Wenn der Hausarzt oder Internist eine Schlafapnoe vermutet, schickt er den Patienten in der Regel zunächst zu einem Pneumologen. Dieser gibt seinem Patienten ein kleines Screening-Gerät mit nach Hause, das er über Nacht tragen muss und das dem Arzt am anderen Tag durch die aufgezeichneten Daten ziemlich zuverlässig anzeigt, ob es sich bei dem Patienten um einen „harmlosen" Schnarcher ohne Atemaussetzer handelt oder um einen kranken Menschen mit Schlafapnoe.

Der Hals-Nasen-Ohren-Arzt

Auch in den Zuständigkeitsbereich des Hals-Nasen-Ohren-Arztes fällt das Schnarchen und die Schlafapnoe. Bei Verdacht auf das Vorliegen solcher Störungen ist daher eine HNO-ärztliche Untersuchung sinnvoll.

Bei manchen Schnarchern sind bereits beim Blick in die Mundhöhle Auffälligkeiten zu erkennen. Der Arzt bittet den Patienten deshalb darum, den Mund zu öffnen und laut „A" zu sagen. Im Normalfall sind dann das Gaumensegel und das gesamte Zäpfchen zu erkennen, und der Arzt kann bis in den Rachen sehen.

Bei einigen Personen, die heftig schnarchen oder unter Schlafapnoe leiden, sind die hinteren Gaumenbogen weit nach unten gezogen, und das Zäpfchen ist so stark vergrößert und hängt so tief in den Rachen hinein, dass es nicht in voller Größe zu sehen ist.

Eine für den Kiefer zu große Zunge und übermäßig ausgeprägte Schleimhautfalten im Rachen fallen dem HNO-Arzt bei der Untersuchung der Mundhöhle selbstverständlich auch auf, ebenso vergrößerte Gaumenmandeln – all dies sind Faktoren, die auf krankhaftes Schnarchen hinweisen können.

Mit einem Nasenspiegel kann der Arzt durch die Nasenlöcher hindurch in die Nasenhöhlen schauen. So ist es ihm möglich, festzustellen, ob eine Schwellung der Nasenmuscheln vorliegt, durch die die Nasenatmung erschwert wird. Der Nasenrachen wird zunächst durch den Mund mit einem abgewinkelten Spiegel untersucht. Damit kann festgestellt werden, ob die Rachenmandel vergrößert ist.

Ein Endoskop ist ein optisches Gerät, das abhängig von seinem Durchmesser in kleinste Körperöffnungen eingeführt werden kann. Damit können Körperhöhlen und Gangsysteme wie Nase, Mund, Rachen oder Bronchien von außen betrachtet werden. Für gebogene Gänge und Zugangswege werden biegsame Endoskope verwendet.

Mit einem solchen flexiblen Instrument, das einen extrem geringen Durchmesser hat, wird der Arzt Ihre Atemwege inspizieren. Sie können den Untersuchungsgang dabei auf dem Monitor beobachten. Die Untersuchung ist nicht besonders unangenehm, auch weil der Rachenraum vorher mit einem lokal wirkenden Betäubungsmittel eingesprüht wird.

Der Kardiologe

In manchen Fällen ist bei krankhaftem Schnarchen oder Schlafapnoe eine Untersuchung durch einen Facharzt für Herz-Kreislauf-Erkrankungen notwendig, und zwar wenn ein begründeter Verdacht auf eine Herzerkrankung oder -schädigung vorliegt.

Deshalb müssen Sie Ihrem Arzt mitteilen, wenn Sie meinen, unter Herzrhythmusstörungen wie Herzrasen oder Herzstolpern zu leiden. Auch wenn Sie Herzschmerzen oder ein Engegefühl in der Brust haben, wenn Sie im Liegen unter Luftnot leiden oder Ihre Beine häufig geschwollen sind, sollten Sie mit Ihrem Arzt darüber sprechen. Er wird dann nicht nur Ihren Puls und den

Blutdruck messen, sondern außerdem auch noch weitere Untersuchungen durchführen.

Er wird z. B. ein Elektrokardiogramm (EKG) schreiben und eine Ultraschalluntersuchung durchführen. Bei der Schlafapnoe kann ein Langzeit-EKG, das die Herzaktivität über 24 Stunden aufzeichnet, wichtig sein, weil dadurch auch nächtliche Unregelmäßigkeiten aufgedeckt werden.

Das Herz spielt bei der Schlafapnoe aus verschiedenen Gründen eine wichtige Rolle: Der nächtliche Sauerstoffmangel führt zu einer erhöhten Arbeitsbelastung der rechten Herzkammer. Herzversagen mit Herzwassersucht kann die Folge sein. Der mit der Schlafapnoe oft verbundene Bluthochdruck stellt wiederum eine Überlastung für die linke Herzkammer dar. Bei einer Herzkranzgefäßerkrankung sind die Adern verengt, die das Herz mit Blut versorgen, sodass das Herz für den Sauerstoffmangel bei der Schlafapnoe empfindlich ist: Das Risiko für einen Herzinfarkt steigt.

Der Kieferchirurg

Wenn eine Fehlbildung oder Fehlstellung des Kiefers (zu kurzer Unter- oder Oberkiefer) als mögliche Ursache für das Schnarchen in Betracht kommt, wird der Kieferchirurg bei einer Untersuchung wahrscheinlich ein Röntgenbild anfertigen. Auf dieser Aufnahme wird der seitliche Schädel abgebildet. Vor allem der Kiefer und die oberen Luftwege, aber auch der Zungenmuskel und die Weite des Rachenraums sind auf der Aufnahme zu sehen.

Anhand dieses Röntgenbilds kann erstens festgestellt werden, ob ein Fehlbiss vorliegt, und zweitens lässt sich sehen, ob die Atemwege verengt sind. Auch die Weite des Luftwegs kann mit Hilfe des Röntgenbilds vermessen werden.

Der Kinderarzt

Bei einem schnarchenden Kind oder einem Kind, das im Schlaf häufiger Atemaussetzer hat, ist selbstverständlich der Kinderarzt der geeignete Ansprechpartner für die Eltern.

Nicht jedes Schlaflabor betreut auch Kinder. Dazu gehört eine besondere technische Ausstattung und natürlich auch assistierendes und pflegendes Personal, das geschickt mit Kindern umgehen kann. In der Regel lässt sich das Schnarchen bei Kindern recht schnell und problemlos beheben.

Der Weg zur Diagnose

Wenden Sie sich zunächst an Ihren Hausarzt, wenn Sie unter einer Schlafstörung oder unerklärlicher Tagesschläfrigkeit leiden oder falls sich bei Ihnen Symptome für eine Schlafapnoe zeigen. Er wird Sie gegebenenfalls an Fachärzte überweisen, die weitere Untersuchungen durchführen.

Ein Problem – viele Ursachen

Wie Sie bereits erfahren haben, können einer Schlafstörung bzw. anhaltender Müdigkeit und Abgeschlagenheit die verschiedensten internistischen oder auch psychischen Erkrankungen zugrunde liegen.

Schlafstörungen können z. B. durch eine Schilddrüsenüberfunktion, eine Parkinson-Krankheit, einen Diabetes oder eine chronische Nierenerkrankung verursacht sein. Aber auch Erkrankungen, die mit Schmerzen verbunden sind (z. B. ein Bandscheibenleiden oder eine Arthrose), und Krankheiten, die mit häufigem nächtlichem Harndrang einhergehen (beispielsweise eine Prostatavergrößerung oder Blasenschwäche), können den Schlaf empfindlich stören. Eine allergisch bedingte oder sonstige Atemwegserkrankung (etwa Heuschnupfen oder Asthma) kann die Nacht ebenfalls zum Alptraum werden lassen.

Auch Depressionen, Angststörungen und andere psychische Erkrankungen sind überdurchschnittlich häufig mit Schlafstörungen verbunden.

Hinter anhaltender Müdigkeit und Energielosigkeit kann sich ebenfalls eine Depression verbergen. Ebenso kann aber auch eine Vielzahl körperlicher Probleme und Erkrankungen dahinterstecken – von schlichter psychischer und/oder körperlicher Überanstrengung (Burnout) bis hin zu einer Unterfunktion der Schilddrüse oder einem Eisenmangel. Auch wer – aus welchen Gründen auch immer – zu wenig schläft (etwa nur vier Stunden, obwohl er eigentlich sechs Stunden Schlaf bräuchte), wird tagsüber müde sein.

Eine Schilddrüsenunterfunktion kann übrigens nicht nur zu Müdigkeit führen, sondern auch ein Schlafapnoe-Syndrom auslösen – allerdings ist sie nur sehr selten die Ursache. Solche Krankheiten lassen sich durch spezielle Blutuntersuchungen erkennen.

Die Allgemeinuntersuchung

Ihr Arzt wird daher zunächst einmal eine allgemeine Untersuchung mit Ihnen durchführen, um der Ursache des Problems auf die Spur zu kommen. Er wird Ihre Krankengeschichte erheben (falls er Sie von seiner hausärztlichen Betreuung her nicht schon ein Leben lang kennt), Sie körperlich untersuchen, den Blutdruck messen, vielleicht ein EKG schreiben oder eine Ultraschalluntersuchung vornehmen und das Blut untersuchen. Vor dieser Allgemeinuntersuchung wird er Ihnen eine Reihe von Fragen stellen. Möglicherweise erscheinen Ihnen manche dieser Fragen sogar intim. Beantworten Sie diese dennoch wahrheitsgemäß; Sie brauchen sich vor Ihrem Arzt nicht zu schämen. Es ist unbedingt notwendig, dass er so viel wie möglich über Ihren Schlaf, eventuelles Schnarchen, aber auch über andere Dinge, die Ihr tägliches Leben betreffen, erfährt, um eine korrekte Diagnose stellen zu können.

So kommt Ihr Arzt einer Schlafapnoe auf die Spur

Unter anderem wird er Sie sicherlich auch fragen, ob Sie sehr laut schnarchen. Diese Frage könnte ihm eigentlich Ihr Bettpartner besser beantworten, denn Sie selbst nehmen Ihr eigenes Schnarchen ja gar nicht wahr. Fragen Sie vor dem Arztbesuch daher am besten Ihren Partner noch einmal, wie laut Sie schnarchen und ob Sie gleichmäßige Schnarchgeräusche von sich geben oder ob diese von Pausen unterbrochen sind. Sie können Ihren Partner natürlich auch zu der Untersuchung mitnehmen.

Versuchen Sie einmal, im Wachzustand zu schnarchen, und lassen Sie Ihren Partner beurteilen, ob das Ihrem Schnarchen im Schlaf entspricht. Oder aber Sie lassen die Schnarchgeräusche von Ihrem Partner auf Kassette aufnehmen. Auf diese Weise kann sich der Arzt selbst ein Bild von Ihrem Schnarchen machen.

Nach Atempausen während des Schlafs wird der Arzt Sie sicher auch fragen. Bereiten Sie sich also ebenfalls auf diese Frage vor, indem Sie vor dem Arzttermin mit Ihrem Partner darüber sprechen. Bitten Sie ihn einmal zu zählen, wie viele Atempausen Sie pro Minute machen und wie lange diese Pausen dauern, denn Atempausen sind das Hauptindiz für eine Schlafapnoe!

Sagen Sie es Ihrem Arzt, wenn Sie sich morgens wie gerädert fühlen und die Müdigkeit den ganzen Tag über nicht abklingen will. Auch dass Sie schnell einnicken, wenn Sie ein wenig zur Ruhe kommen (z.B. beim Lesen oder Fernsehen), ist für den Arzt von Bedeutung.

Natürlich müssen Sie ihm auch unbedingt Auskunft darüber geben, wenn Sie sogar in solchen Situationen einschlafen, die eigentlich Ihre volle Konzentration erfordern, z.B. beim Autofahren oder bei der Arbeit; denn das ist ein ernst zu nehmendes Alarmsignal.

Falls Sie unter Tagesschläfrigkeit leiden, sollten Sie Ihrem Arzt unbedingt auch mitteilen, ob Sie ständig – also auch am Wochenende und im Urlaub – müde sind. Ist dies der Fall, so deutet es auf eine Schlafapnoe hin – denn der Schlaf des Apnoikers ist durch die ständigen Weckreaktionen immer unerholsam, auch am Wochenende oder in den Ferien, wenn er „ausschlafen" kann. Sind Sie dagegen nur unter der Woche müde, an freien Tagen jedoch nicht, so liegt möglicherweise eher eine Überlastung (beispielsweise eine Überforderung bei der Arbeit) oder Schlafmangel vor.

Vielleicht wird Ihr Arzt Sie auch noch nach weiteren körperlichen Beschwerden wie beispielsweise häufigem nächtlichem Wasserlassen oder nach depressiven Verstimmungen fragen. Diese können mit einer Schlafapnoe zusammenhängen, aber auch unabhängig davon zu Schlafproblemen beitragen.

Körperliche Beschwerden und Symptome

Ihr Arzt wird Sie außerdem fragen, ob Sie unter Bluthochdruck leiden – es sei denn, er weiß dies bereits. Er wird auch in Erfahrung bringen wollen, ob Sie in der letzten Zeit Herzbeschwerden wie Herzrhythmusstörungen oder Herzrasen bei sich festgestellt haben und ob Ihre Beine gelegentlich anschwellen – schließlich werden sowohl Herz als auch Kreislauf durch die nächtlichen Atempausen bei der Schlafapnoe auf die Dauer erheblich in Mitleidenschaft gezogen.

Auch wenn es Ihnen unangenehm sein sollte: Geben Sie auf die eventuelle Frage Ihres Arztes, ob Sie in letzter Zeit auch Probleme mit der Libido (dem Sexualtrieb) haben oder unter Potenzstörungen leiden, eine ehrliche Antwort. Denn oft geht mit fortschreitender Schlafapnoe auch das Interesse an der Sexualität verloren. Manchmal sind diese Probleme auch erst der Anlass für die Betroffenen, den Arzt aufzusuchen.

Untersuchung im Schlaflabor

Wenn der niedergelassene Facharzt nach seiner Untersuchung mit dem Screeninggerät (diese Untersuchung nennt man Polygrafie) festgestellt hat, dass bei Ihnen beispielsweise der Verdacht auf ein Schlafapnoe-Syndrom besteht, wird er Sie in ein Schlaflabor einweisen.

Was ist eine Polysomnografie?

Eine Polysomnografie ist angezeigt, wenn der Patient über hartnäckige Schlafstörungen und/oder unerklärliche Tagesmüdigkeit klagt bzw. wenn der Verdacht auf eine Erkrankung wie Schlafapnoe, Restless-Legs-Syndrom (RLS) oder Narkolepsie besteht. In der Regel dauert der Aufenthalt im Schlaflabor zur Diagnose und Einleitung einer Therapie zwei bis drei Nächte.

Viele Patienten sehen einer Untersuchung im Schlaflabor mit gemischten Gefühlen entgegen. Meist sind sie ein wenig ängstlich oder aufgeregt, fürchten, dass sie in der ungewohnten Umgebung und mit all den vielen Kabeln womöglich noch schlechter schlafen werden als zu Hause – oder sich vielleicht sogar die ganze Nacht schlaflos im Bett herumwälzen.

Doch eine Polysomnografie ist für die Diagnose vieler Schlafstörungen und schlafbezogener Atemstörungen unerlässlich. Nur im Schlaflabor kann objektiv und zweifelsfrei festgestellt werden, wie lange der Patient geschlafen hat und – was noch wichtiger ist – wie die Qualität seines Schlafs war: Hatte er REM-Schlaf und Tiefschlaf, oder ist er über die leichten Schlafphasen nicht hinausgekommen? Wie lange hat er zum Einschlafen gebraucht, wie oft ist er nachts wach geworden?

Nach der Aufnahme ins Schlaflabor wird der Patient abends „verkabelt“: Ein Mitarbeiter bringt Klebeelektroden an verschiedenen Stellen seines Körpers an. Die Elektroden sind über Kabel mit elektronischen Geräten verbunden, die am Kopfende seines Bettes stehen. Ein Gerät im Nachbarraum zeichnet die Daten auf und wertet sie aus.

Elektroden auf der Kopfhaut messen die Gehirnströme des Patienten (EEG), anhand derer sich ablesen lässt, ob der Schlaf in den normalen Zyklen verläuft oder ob die „Schlafarchitektur“ verändert ist.

Elektroden über dem Herzen sind für die Aufzeichnung der Herzaktionsströme (EKG) zuständig. Auch die Augenbewegungen werden registriert – sie geben Aufschluss über Häufigkeit und Dauer der REM-Schlafphasen.

An den Beinen kleben ebenfalls Elektroden: Sie zeichnen die Muskelaktivitäten auf und zeigen, ob beim Patienten unwillkürliche nächtliche Beinbewegungen (Restless-Legs-Syndrom) auftreten, wie häufig diese vorkommen und wie sie sich auf seinen Schlaf auswirken: Lösen sie kurzzeitige Weckreaktionen (Arousals) im EEG aus, oder wacht der Patient vielleicht sogar vollständig auf? Inwieweit sind sein REM-Schlaf und Tiefschlaf durch die Zuckungen in den Beinen beeinträchtigt?

All das sind wichtige Informationen für die Diagnose eines Restless-Legs-Syndroms (RLS). Selbst wenn der Patient nicht mit Verdacht auf Restless

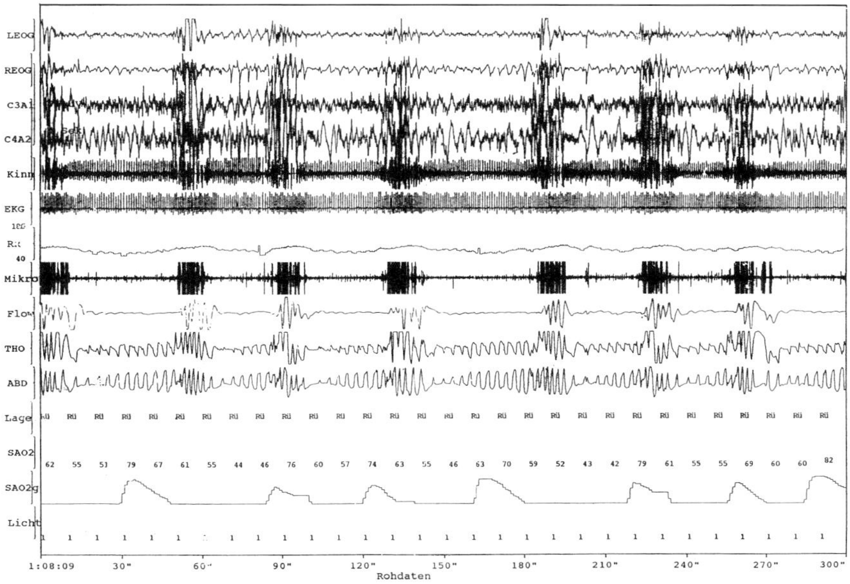

So sieht die Aufzeichnung einer nächtlichen Polysomnografie aus. Die Kurven informieren über die einzelnen Parameter, die während der Messung registriert werden. Sie erlauben dem Arzt, genau zu erkennen, wann das Schnarchen gefährlich wird und der Atemfluss aussetzt.

Legs, sondern mit der Verdachtsdiagnose Schlafapnoe ins Schlaflabor kommt, müssen diese Muskelaktivitäten gemessen und aufgezeichnet werden, denn häufig treten Schlafapnoe und RLS zusammen auf.

Atmungsfühler an der Nase messen die Atemströme, ein Atmungsgürtel um Brust und Bauch die Atembewegungen. Eine Sauerstoffelektrode an einem Finger registriert die Sauerstoffsättigung des Blutes – das sind wichtige Faktoren für die Erhärtung eines Verdachts auf Schlafapnoe. Zusätzlich wird der Patient per Videokamera überwacht.

Verkabelt, aber nicht gefesselt...

Trotz der vielen Elektroden und Kabel braucht man sich im Schlaflabor jedoch nicht „gefesselt" zu fühlen: Die Kabel sind lang genug, sodass der Patient sich nach Belieben im Bett umdrehen und sogar aufrichten kann. Nur aufstehen und zur Toilette gehen kann er nicht; hierzu muss er über eine Gegensprechanlage einen Mitarbeiter rufen, der ihn dann vorübergehend von den Kabeln befreit.

Obwohl die Elektroden und Kabel eigentlich keine Beeinträchtigung des

So werden Sie im Schlaflabor verkab

1. EEG (Elektroenzephalogramm): Aus vier Kabeln werden zusammen zwei Linien erzeugt; man hat vier Elektroden, die zusammen (Referenz- und Messelektrode) zwei Kanäle ergeben.

2. EOG (Elektrookulografie):
Mit den Augenbewegungen wird der REM-Schlaf gemessen.

3. EMG (Elektromyografie):
Der Muskeltonus des Kinns weist auf den Grad der Wachheit einer Person hin; der Tonus wird in manchen Schlafstadien, nämlich im REM-Schlaf, deutlich niedriger; im Wachstadium ist er dagegen deutlich höher.

4. EKG-Elektrodenset: Insgesamt drei Elektroden: eine Erdung und zwei Messelektroden

5. Schnarchmikrofon: Aufzeichnung der Schnarchgeräusche

6. Atemflusssensor: Der Atemfluss wird mit Maske als Druckflow gemessen, ohne Maske mit dem Thermistor oder einem Druckmanometer, das die Ein- und Ausatmung des Patienten aufzeichnet.

7. Thorax- und Abdomensensor:

Zur Erfassung der Atembewegungen von Brustkorb und Bauch.

8. Sauerstoffsensor

Die Sauerstoffsättigung wird über ein Pulsoxymeter registriert.

9. Therapiedrucksensor

Bei einer Nacht mit nasaler Überdruckbeatmung (CPAP) bei Schlafapnoe-Patienten kann auch der Therapiedruck des Geräts aufgezeichnet werden.

10. Aktometer

Zur Erfassung von Bewegungen der Extremitäten. Beide Beine zusammen haben einen Kanal; in neueren Methoden werden die Bewegungen der Beine getrennt aufgezeichnet, weil das rechte und das linke Bein auch unterschiedliche Bewegungen durchführen können. Beide Beine bekommen je zwei Sensoren. Diese Kanäle werden zu einem Signal zusammengeführt.

11. Lagesensor

Zur Erfassung von verschiedenen Körperpositionen. Ein wichtiges Signal, da es auch eine lageabhängige schlafbezogene Atemstörung gibt.

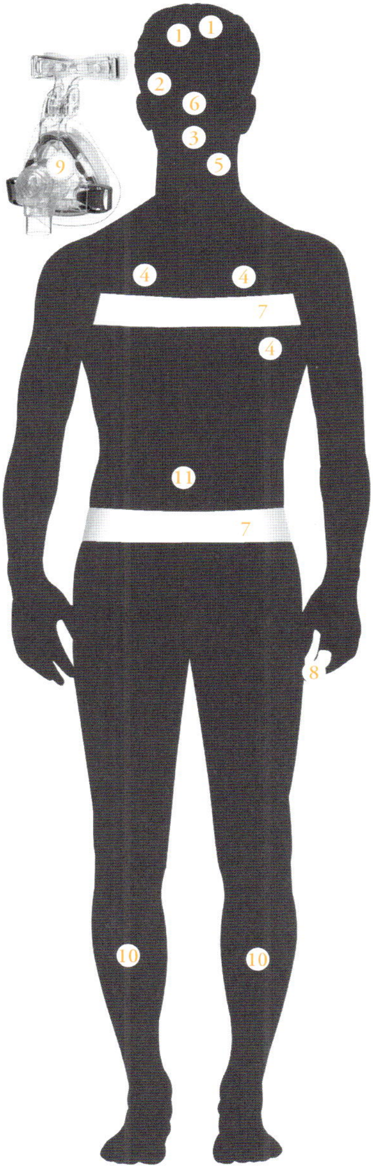

Typische Symptome einer Schlafapnoe

- Lautes Schnarchen mit Atemstillständen im Schlaf
- Morgendliche Müdigkeit
- Tagesschläfrigkeit, bis hin zum spontanen Einnicken am Tage
- Konzentrationsschwäche und Gedächtnisstörungen
- Eingeschränkte Leistungsfähigkeit
- Kopfschmerz beim Erwachen
- Nachtschweiß
- Häufiges Wasserlassen nachts
- Morgendliches Schwindelgefühl
- Reizbarkeit
- Unruhiger Schlaf (zerwühltes Bett am Morgen)

Nachtschlafs darstellen, schlafen die meisten Patienten in der ersten Nacht im Schlaflabor nicht so wie zu Hause. Untersuchungen haben gezeigt: Etwa 30 Prozent schlafen schlechter.

Als Gründe dafür kommen die fremde Umgebung und ein gewisses Sich-beobachtet-Fühlen in Betracht. Der Patient wird die ganze Nacht ja zusätzlich über eine Infrarotkamera aufgenommen; dieses Bild wird in die Überwachungszentrale auf einen Monitor übertragen, um die Schlafposition des Patienten zu überwachen. Die Kamerakontrolle dient an sich der Sicherheit des Patienten während der Nacht.

Die Patienten brauchen sich aber keine Sorgen darüber zu machen, dass ihr schlechter Schlaf möglicherweise die Diagnose erschweren könnte: Behandlungsbedürftige Störungen können von Fachleuten auch in kurzen Schlafepisoden erkannt werden.

Rund 25 Prozent aller Patienten schlafen im Schlaflabor in der ersten Nacht – scheinbar gegen jede Logik – besser als zu Hause. Auch hier kommt ein psychologischer Faktor ins Spiel: Zu Hause steht der Patient unter dem Druck, gut schlafen zu müssen – beziehungsweise er setzt sich selbst unter Druck. Im Schlaflabor hingegen geht es ja um die Diagnose seiner Schlafstörung – es wird also gar kein guter Schlaf von ihm erwartet, sondern eher das Gegenteil. Da der Druck, schlafen zu „müssen“, und die Angst, nicht schlafen zu können, aufgrund der Ausnahmesituation im Schlaflabor von ihm abgefallen sind, schläft er automatisch besser.

In der zweiten Nacht wiederum haben die meisten Patienten sich bereits an die ungewohnte Situation im Schlaflabor gewöhnt und schlafen genauso gut oder schlecht wie zu Hause.

Mit Schlafmitteln richtig umgehen

Schlafmittel sind keine Dauerlösung, eignen sich aber (in Kombination mit verhaltenstherapeutischen Verfahren wie beispielsweise dem Erlernen von Stressbewältigungsstrategien und einem besseren Umgang mit dem Schlaf) zur Überwindung schwerer akuter Schlafstörungen.

Heute werden als Schlafmittel hauptsächlich die so genannten Benzodiazepine eingesetzt. Im Vergleich zu den früher verwendeten Barbituraten haben diese Medikamente viel geringere unerwünschte Nebenwirkungen und sind auch mit einem niedrigeren Risiko verbunden: Während es bei den Barbituraten früher immer wieder zu Vergiftungen (gelegentlich auch mit tödlichem Ausgang) kam, kann man sich mit einem Benzodiazepin fast unmöglich so schwer vergiften, selbst wenn man eine Überdosis davon einnimmt.

Die Benzodiazepine verstärken bestimmte körpereigene hemmende Mechanismen im zentralen Nervensystem und wirken auf diese Weise angstlösend und schlaffördernd. Der Arzt verordnet solche Medikamente nicht nur bei Schlafstörungen, sondern auch gegen Angst- und nervöse Anspannungszustände. Benzodiazepine haben außerdem noch einen zusätzlichen wünschenswerten Effekt: Sie senken nämlich den Muskeltonus, d.h. sie haben auch eine muskelentspannende Wirkung, die den Schlaf fördert.

Leider sind Benzodiazepine aber auch (abhängig von der Dosis) mit gewissen Nebenwirkungen wie beispielsweise Mattigkeit, Schwindelgefühl oder Benommenheit verbunden. Sie können auch das Reaktionsvermögen einschränken. Bei älteren Menschen besteht außerdem aufgrund der muskelentspannenden und benommen machenden Wirkung erhebliche Sturzgefahr, wenn sie nach Einnahme eines solchen Mittels in der Nacht aufstehen.

Außerdem kennt man bei Benzodiazepinen das Phänomen der Toleranzentwicklung, d.h., das Gehirn gewöhnt sich mit der Zeit an das Medikament, sodass der Patient eine immer höhere Dosis einnehmen muss, um die gleiche schlaffördernde Wirkung zu erzielen. So kann es natürlich auch hier zu einer unangenehmen Medikamentenabhängigkeit kommen.

Seit 1992 gibt es Medikamente, die zwar keine Benzodiazepine sind, aber ähnlich wirken: die Cyclopyrrolone und Imidazopyridine. Sie machen weniger abhängig als die Benzodiazepine und sind außerdem nebenwirkungsärmer. Mittlerweile fasst man die drei Substanzgruppen der Benzodiazepine, Cyclopyrrolone und Imidazopyridine unter dem Oberbegriff „Benzodiazepinrezeptoragonisten" (BZRA) zusammen.

Regeln für die Einnahme

Schlafmittel können durchaus sinnvoll sein, um den Teufelskreis der Schlafstörung zu durchbrechen. Man muss sie nur richtig einsetzen.

Völlig falsch ist es, Schlafmittel über einen längeren Zeitraum einzunehmen; dazu ist die Gefahr einer Abhängigkeitsentwicklung zu groß. Solche Mittel müssen in der kleinstmöglichen Dosis und über den kürzestmöglichen Behandlungszeitraum hinweg eingenommen werden.

Außerdem sollte man Schlafmittel auch nie abrupt absetzen (selbst wenn man sie nur ein paar Wochen lang eingenommen hat), weil es sonst zu Entzugserscheinungen kommen kann: Die Schlafstörungen kehren – oft in noch schlimmerer Form – wieder; schlimmstenfalls können sogar epileptische Anfälle auftreten. Benzodiazepinrezeptoragonisten müssen daher stets in Absprache mit dem Arzt und nur ganz langsam abgesetzt werden. Insbesondere gilt dies für Patienten, die schon seit längerer Zeit solche Medikamente eingenommen haben: Diese müssen ihren Schlafmittelkonsum in ganz kleinen Schritten – notfalls auch über mehrere Monate hinweg – reduzieren, bis sie wieder bei null angelangt sind.

Ferner ist es wichtig, dass der Arzt bei der Verordnung von Benzodiazepinrezeptoragonisten auch ein paar Gegenanzeigen beachtet: So gibt es (wenn zum Glück auch nur selten) Überempfindlichkeiten. Auch wenn bei einem Patienten schon einmal eine Alkoholabhängigkeit bestand, sollte er solche Medikamente nicht einnehmen.

Schlafmittel unterschiedlichster Wirkungszeit

Man unterscheidet zwischen kurz, mittellang und lang wirksamen Substanzen.

Bei kurz wirksamen Benzodiazepinen liegt die Halbwertszeit unter fünf Stunden. (Mit Halbwertszeit ist der Zeitraum gemeint, den der Körper braucht, um die Hälfte einer Substanz im Körper abzubauen.) Bei den mittellang wirksamen Substanzen beträgt die Halbwertszeit fünf bis 24 Stunden, bei den lang wirksamen über 24 Stunden. Wenn man solche Medikamente einnimmt, fühlt man sich am nächsten Morgen und oft auch noch während des gesamten folgenden Tages müde und wie zerschlagen. Deshalb sollte man grundsätzlich nur kurz wirksame Mittel einnehmen, und dies auch nur in Absprache mit dem Arzt.

So ist das früher häufig verordnete Diazepam (z. B. Valium®) beispielsweise als Schlafmittel nicht zu empfehlen, weil es eine sehr lange Halbwertszeit (24–48 Stunden) hat. Zaleplon (z. B. Sonata®) hingegen hat nur eine Halbwertszeit von einer Stunde und eignet sich deshalb hervorragend für Patienten, die unter Einschlafstörungen leiden. Man kann es aber auch je nach Bedarf bei Durchschlafstörungen einsetzen: Denn man darf das Mittel bis zu

So vermeiden Sie eine Abhängigkeit von Schlafmitteln

Nimmt man Schlafmittel regelmäßig oder gar willkürlich ein, läuft man schnell Gefahr, in eine Abhängigkeit davon zu geraten, die den Schlaf nicht verbessert, sondern dem Betroffenen nur ein weiteres Problem beschert.

Um dies zu vermeiden, gibt es eine bestimmte Methode. Der Arzt nennt sie „Bedarfsintervalltherapie". Diese Einnahmemethode funktioniert folgendermaßen: Der Patient bekommt vom Arzt die Auflage, pro Woche nicht mehr als vier Tabletten seines Schlafmittels einzunehmen. Er muss selbst entscheiden, an welchem Abend er seine Tablette nehmen möchte, und hat es somit in der Hand, die Nächte zu bestimmen, an denen er problemlos einschlafen kann und sich so am anderen Morgen ausgeschlafen fühlt. Der Patient wird seine Entscheidung so treffen, dass er sich die Tabletten für den guten Schlaf für die Tage aufspart, an denen er besonders gut ausgeschlafen und leistungsfähig sein will oder vielleicht eine längere Autofahrt vor sich hat. Ein paar weniger gut durchschlafene Nächte nimmt er dann bewusst hin.

Die Intervalltherapie lässt sich auch dergestalt realisieren, dass der Patient für drei oder vier Wochen jeden Abend sein Mittel einnimmt und es dann anschließend unter ärztlicher Aufsicht nach und nach wieder völlig absetzt.

Die verschiedenen Schlafmittelgruppen

■ **Benzodiazepine:** Man unterscheidet in dieser Gruppe zwei Arten von Ein- und Durchschlafmitteln: einmal die Beruhigungsmittel (Tranquilizer mit Wirkstoffen wie Diazepam und Oxazepam), die entspannend und angstlösend wirken und so das Einschlafen unterstützen. Die härteren Benzodiazepine wie Flunitrazepam leiten den Schlaf unmittelbar ein. Die meisten „Benzos" werden nur langsam im Körper abgebaut und wirken deshalb sehr lange, auch dann noch, wenn man aufstehen muss.

■ **Non-Benzodiazepine:** Diese Substanzen ähneln in ihrer chemischen Struktur den Benzodiazepinen, werden im Körper jedoch rascher abgebaut. Auch scheint die Gefahr einer Abhängigkeitsentwicklung geringer zu sein.

■ **Chloralhydrat:** Durch die Reduktion bestimmter Botenstoffe im Gehirn bewirkt die Substanz ein rasches Einschlafen. Allerdings ist das Gewöhnungspotential sehr hoch. Eine längere Einnahme kann zu Persönlichkeitsveränderungen führen. Ohne ärztliche Aufsicht darf Choralhydrat nicht eingesetzt werden.

■ **Neuroleptika:** Diese Medikamentengruppe wird zur Bekämpfung von Psychosen eingesetzt. Weil Neuroleptika auch beruhigend wirken, fördern sie den Schlaf. Für normale Schlafstörungen sind sie ungeeignet, da sie mit Nebenwirkungen wie Herz-Kreislauf-Schäden einhergehen können.

■ **Antihistaminika:** Diese Arzneimittelgruppe ist weder ein Schlaf- noch ein Beruhigungsmittel, sondern wird gegen allergische Reaktionen eingesetzt. Einige der Präparate machen aber auch müde. Bei Menschen mit Schlafproblemen lässt sich dieser Effekt gut einsetzen. Antihistaminika sind nicht rezeptpflichtig. Ihre schlaffördernde Wirkung ist allerdings nicht sehr stark.

■ **Antidepressiva:** Sie werden vom Arzt verschrieben, wenn eine Schlafstörung mit Depressionen verbunden ist.

vier Stunden vor Aufnahme einer Aktivität wie beispielsweise beruflicher Tätigkeit oder Autofahren nehmen; d.h., jemand, der morgens um vier Uhr aufwacht und nicht wieder einschlafen kann, könnte noch unbesorgt zu diesem Mittel greifen, selbst wenn er um acht Uhr ins Auto steigen oder arbeiten muss.

Da Benzodiazepinrezeptoragonisten ein gewisses Abhängigkeitsrisiko in sich bergen, geht man immer mehr dazu über, andere Substanzgruppen als Schlafmittel einzusetzen, die ursprünglich eigentlich gar nicht zur Behandlung von Schlafstörungen bestimmt waren, sondern nur gewissermaßen als positive „Nebenwirkung" eine schlaffördernde und beruhigende Wirkung haben.

Die wichtigsten dieser Medikamente sind Antidepressiva wie Doxepin (z. B. Aponal®), Trimipramin (z. B. Stangyl®),

Baldrian als Einschlafhilfe

Baldrianhaltige Präparate sind keine Schlafmittel, die den Schlaf erzwingen. Vielmehr erhöhen sie die natürliche Einschlafbereitschaft, indem sie dabei helfen, einen entspannten Zustand zu erreichen. Bei ausreichender Behandlungsdauer verkürzt sich so die Einschlafzeit, längerfristig normalisiert sich schließlich der gestörte Schlaf. Ein reines Einschlafmittel kann das nicht. Die direkte schlaffördernde Wirkung dieser pflanzlichen Extrakte bleibt allerdings gering. Man darf sie nicht mit der dämpfenden Wirkung stärkerer Medikamente wie beispielsweise der Benzodiazepin-Tranquilizer vergleichen. Der schlaffördernde oder schlafbahnende Effekt von baldrianhaltigen Extrakten tritt in der Regel erst nach einigen Tagen oder gar Wochen auf, wenn sich das Gesamtbefinden bessert. Erst müssen also Nervosität, Anspannung und innere Unruhe zurückgehen. Dann kann der Teufelskreis eines wachsenden Schlafdefizits unterbrochen werden. Außerdem beschränkt sich die Wirkung auf leichtere bis mittelgradige Zustände von Unruhe, Nervosität und Reizbarkeit. Patienten, die es mit Baldrian-Extrakt versuchen wollen, müssen Geduld aufbringen, und das gelingt ihnen am besten, wenn sie über die Eigenart der Wirkung des Baldrians informiert sind: Baldrian braucht Zeit, um über eine Harmonisierung des Gesamtbefindens mangelnde Ruhe und schlechten Schlaf anzugehen.

Amitriptylin (z. B. Saroten®) und Mirtazapin (z. B. Remergil®).

Ein Vorteil dieser Medikamente besteht darin, dass sie nicht abhängig machen. Allerdings helfen sie auch nicht immer: Bei den meisten Patienten wirken sie schlaffördernd, beim Rest jedoch aktivierend – der Arzt muss also gemeinsam mit seinem Patienten ausprobieren, welche Wirkung das betreffende Medikament bei ihm hat.

Außerdem können Antidepressiva manchmal auch eine unerwünschte Gewichtszunahme bewirken; dies ist für Schlafapnoe-Patienten, die ohnehin häufig zu einer gewissen Körperfülle neigen, nicht sehr angenehm.

Nicht rezeptpflichtige Schlafmittel

Bei den Schlafmitteln, die man ohne Rezept in der Apotheke erhält, unterscheidet man zwischen zwei Arten: pflanzlichen Stoffen (so genannten Phytopharmaka) und chemischen Substanzen (z. B. Antihistaminika).

Pflanzliche Substanzen wie Baldrian, Hopfen, Melisse und Passionsblume, die es z. B. als Tropfen, Tees oder Dragees gibt, haben nur eine schwache Wirkung. Manchen Patienten helfen sie, anderen nicht – der Effekt ist individuell verschieden. Johanniskrautpräparate haben zusätzlich zu ihrer beruhigenden auch noch eine stimmungsaufhellende Wirkung und werden daher bei leichten Depressionen eingesetzt. Leider haben sie aber auch eine Nebenwirkung: Sie machen lichtempfindlich.

Auch manche Antihistaminika (Medikamente gegen Allergien) haben eine schlaffördernde Wirkung; sie spielen aber heute als Schlafmittel kaum mehr eine Rolle.

Homöopathische Mittel bei Schlafstörungen

In der Homöopathie gibt es kein spezielles Mittel zur Schlafförderung. Der homöopathische Arzt versucht, den Patienten in seiner Ganzheit zu erfassen, und berücksichtigt dabei verschiedene Faktoren wie beispielsweise die Tages- oder Jahreszeit, ebenso wie gewisse Umstände, durch die sich die Beschwerden bei ihm verbessern bzw. verschlimmern. Vorlieben und Abneigungen gegen gewisse Nahrungsmittel und Getränke spielen ebenfalls eine wichtige Rolle, außerdem Sekretionen und deren Eigenschaften (z. B. Schnupfen), aber auch körperliche Empfindungen wie Brennen, Kribbeln oder Taubheit und Hautsymptome, z. B. Ekzeme.

Der homöopathische Arzt oder Heilpraktiker fragt seinen Patienten auch nach seiner Schlafposition und seinen Aufwachzeiten. Denn Zeiten, in denen man regelmäßig nachts aufwacht, weisen oft auf ein homöopathisches Mittel hin, das dem Patienten helfen kann.

Häufig stehen natürlich auch seelische Belastungen, existenzielle Sorgen oder traumatische Erlebnisse am Beginn von Schlafstörungen. In der Homöopathie bezeichnet man diese als „causa" (Grund, Auslöser): Sie sind ein wichtiges Indiz, das zu dem für den individuellen Patienten geeigneten homöopathischen Arzneimittel führen kann. Auch nach der seelischen Grundstimmung des Patienten fragt der Homöopath, denn auch sie gibt wichtige Hinweise auf das richtige Mittel: Ist der Patient z.B. häufig ängstlich, traurig, müde, verzagt, lustlos oder nervös; neigt er zu Aufregung, Aggressivität oder Wutanfällen?

Es genügt also nicht immer, den Patienten einfach nur nach seinen Schlafgewohnheiten zu fragen und mögliche physische Störfaktoren (beispielsweise eine Hausstaubmilbenallergie oder eine verengte Nasenscheidewand, die die Atmung behindert) auszuschalten. Oft spielen nämlich noch weitere Faktoren eine Rolle, die nicht so ohne weiteres erkennbar sind. Diese sind aus homöopathischer Sicht im Menschen selbst verankert bzw. stellen eine Störung der Lebenskraft dar. Und diese ruft die Krankheit hervor, worunter dann (als Einzelsymptom neben anderen Symptomen) auch die Schlaflosigkeit fällt.

Der Therapeut muss sich also sämtliche Informationen über den körperlichen und seelischen Zustand des Patienten verschaffen. Nur so entsteht ein ganzheitliches Bild. Die homöopathische Behandlung von Schlafstörungen erfordert – mit einem Wort – ein genaues Erfassen sämtlicher seelischer und leiblicher Symptome des Patienten. Man darf das Krankheitsbild der Schlaflosigkeit niemals isoliert betrachten. Immer steht der ganze Mensch mit all seinen Erscheinungen im Mittelpunkt.

Das ist auch der Grund, warum es in der Homöopathie keine Schlafmittel gibt, die für jeden Menschen gleichermaßen einsetzbar sind. Es existieren lediglich Mittel, die einen gestörten Schlaf in ihrem Arzneimittelbild haben. Dieses Arzneimittelbild muss der Homöopath dann mit den Symptomen des Kranken vergleichen. Und so kann es beispielsweise auch vorkommen, dass ein Patient, der wegen eines ganz anderen Leidens mit homöopathischen Mitteln behandelt wird, nach der Therapie feststellt, dass auch die Schlafprobleme besser werden.

Lichttherapie

Licht hat einen wichtigen Einfluss auf unsere innere Uhr: Es beeinflusst Schlaf und Leistungsfähigkeit, körperliches und seelisches Wohlbefinden. Daher wird die Lichttherapie inzwischen zunehmend (und mit Erfolg) zur Behandlung von Schlafstörungen, Depressionen und anderen Problemen und Erkrankungen eingesetzt.

Licht gelangt über Netzhaut und Sehnerven zur „inneren Uhr" in unserem Gehirn. Dort löst die Information „Hell" bzw. „Dunkel" die Ausschüttung bestimmter Hormone und Neurotransmitter (dies sind chemische Botenstoffe im Nervensystem) aus.

So wird bei Dunkelheit beispielsweise das Schlafhormon Melatonin ausgeschüttet, das müde macht und auf die Stimmung drückt; sobald es hell wird, wird die Melatoninproduktion wieder eingestellt. Auch die Ausschüttung des stimmungsaufhellend wirkenden Neurotransmitters Serotonin (oft auch als „Glückshormon" bezeichnet) wird u.a. durch Hell-Dunkel-Reize gesteuert.

Da in unseren Breiten Herbst und Winter relativ lang und dunkel sind, reicht das Tageslicht in dieser Jahreszeit nicht immer aus, um unserer inneren Uhr die notwendigen Impulse zu geben. Und die in Arbeits- und Wohnräumen übliche Raumbeleuchtung hat nur eine Stärke von circa 500 Lux – genug zum Sehen, aber nicht, um der inneren Uhr in unserem Gehirn zu signalisieren, dass es Tag ist.

So kommen gerade im Winter mehrere Faktoren zusammen, die unsere innere Uhr durcheinanderbringen und Störungen hervorrufen können – von Tagesmüdigkeit und geminderter Leistungsfähigkeit bis hin zur Winterdepression.

Mediziner nennen das winterliche Stimmungstief SAD (saisonal abhängige Depression); in der Umgangssprache heißt es „Winterdepression". Typische Symptome sind gedrückte Stimmung, Antriebsschwäche, vermehrter Schlaf und Gewichtszunahme. Letztere rührt daher, dass viele Betroffenen im Winter mehr Appetit haben.

Dass eine Lichttherapie hier helfen kann, ist noch gar nicht so bekannt, obwohl ihr Erfolg bereits erwiesen ist:

Immerhin sprechen 60 bis 80 Prozent aller Betroffenen darauf an. Meist fühlen sie sich schon nach zweiwöchiger Therapie wie neugeboren: Das Stimmungstief ist verschwunden, sie sind ausgeglichen und voller Energie. Auch bei reinen Schlafstörungen hilft die Lichttherapie; denn auch für sie ist u.a. meist eine Fehlfunktion unserer inneren Uhr – eine Störung des Schlaf-Wach-Rhythmus – verantwortlich.

Es gibt verschiedene Formen solcher Störungen: Menschen mit vorverlagertem Schlafphasen-Syndrom (Morgenmenschen) werden abends relativ früh müde. Sie gehen am frühen Abend zu Bett und stehen morgens sehr zeitig auf. Das kann zum Problem werden, weil sie morgens zu früh aufwachen und abends zu zeitig ermüden.

Bei den Nachtmenschen sind die Schlafphasen verzögert: Sie kommen morgens nicht aus den Federn, sind am Arbeitsplatz oft den ganzen Vormittag über nicht richtig fit und kommen erst nachmittags allmählich „in die Gänge". Am späten Abend sind sie dann in Hochform und können oft erst nach Mitternacht einschlafen. Solche Menschen haben ein noch größeres Problem, da sich ihr Rhythmus mit vielen beruflichen Tätigkeiten nur schwer in Einklang bringen lässt.

Daneben gibt es auch Menschen, die einen unregelmäßigen Schlaf-Wach-Rhythmus haben oder deren innere Uhr durch Schichtarbeit oder Jetlag durcheinander gerät.

Bei der Lichttherapie werden Patienten jeden Tag eine Zeit lang hellem Licht ausgesetzt. Dabei sitzen sie vor Therapieleuchten. Da das Licht nicht über die Haut, sondern über die Netzhaut aufgenommen wird, sollten die Patienten während der Behandlung die Augen offen halten. Sie können zwar ihren gewohnten Aktivitäten (z.B. Lesen) nachgehen, sollten aber zwischendurch immer wieder ins Licht schauen. Es gibt auch Leuchten, mit denen man sich zu Hause selbst behandeln kann.

Bei Einschlafproblemen setzt man sich am besten morgens hellem Licht aus; Patienten, die abends zu zeitig müde werden, sollten abends eine „Lichtdusche" nehmen. Durch Lichtexposition am Tag lassen sich auch nächtliche Unruhe und Schlafstörungen bei altersdementen Patienten bessern – etwa, indem man sie zum Zeitpunkt des „gewünschten Mittags" für zwei Stunden am Fenster sitzen lässt. (Der gewünschte Mittag kann z.B. um 14 Uhr liegen, wenn der Einschlafzeitpunkt etwas nach hinten verschoben werden soll, oder um elf Uhr, wenn er um eine Stunde vorgezogen werden soll.)

Behandlung von RLS

Es gibt heute eine ganze Reihe von Behandlungsmöglichkeiten beim Restless-Legs-Syndrom (RLS). Eine Therapie sollte immer individuell abgestimmt werden. Daher erfordert es oft Zeit und Geduld, bis das optimale Medikament für den einzelnen Patienten gefunden ist.

Bevor mit einer medikamentösen Behandlung begonnen wird, sollte man zunächst einmal nicht-medikamentöse Therapiestrategien ausprobieren – z. B. das Einhalten einer guten Schlafhygiene (darüber werden Sie im nächsten Kapitel noch mehr erfahren) und das Meiden von Stimulanzien wie Koffein oder Alkohol – denn diese können die RLS-Beschwerden verschlimmern.

Es gibt auch Medikamente, die ein Restless-Legs-Syndrom auslösen oder verstärken können. In so einem Fall kann der Arzt häufig ein Alternativ-Medikament verordnen, das einen anderen Wirkstoff enthält.

Falls diese Maßnahmen nicht helfen, wird der Arzt nach möglichen Ursachen des RLS fahnden; denn oft lassen die Beschwerden sich durch eine Behandlung der RLS-Ursache deutlich lindern oder verschwinden sogar völlig.

Zu den häufigen Ursache eines RLS gehören z. B. ein Eisen- oder Magnesiummangel. In solchen Fällen können Eisen- oder Magnesiumpräparate die Beschwerden lindern.

Nierenversagen kann ebenfalls ein RLS auslösen. Bei solchen Patienten, führt eine Nierentransplantation oft zum völligen Verschwinden der RLS-Beschwerden.

Liegt keine solche behandelbare Ursache vor, so bleibt Patienten mit einem schwereren Restless-Legs-Syndrom leider oft nichts anderes übrig, als ein Leben lang Medikamente einzunehmen. Diese können das RLS zwar nicht heilen, aber die Beschwerden beseitigen oder zumindest lindern. Eine solche Therapie ist immer dann angezeigt, wenn die Symptome häufiger auftreten und/oder Schlaf und Lebensqualität erheblich beeinträchtigen.

Durch Zufall hat man festgestellt, dass RLS-Beschwerden sich durch die Einnahme von Medikamenten bessern, mit denen auch die Parkinson-Krankheit behandelt wird. Bei der Parkinson-Krankheit handelt es sich um eine neurologische Störung, die hauptsächlich bei älteren Menschen auftritt. Dabei gehen bestimmte Zellen im Gehirn zugrunde, die den Neurotransmitter Dopamin produzieren. (Neurotransmitter sind Botenstoffe im Nervensystem.)

Dieses Dopamin spielt eine wichtige Rolle für die Kontrolle der Körperbewegungen: Es ist beispielsweise notwendig, damit Muskelbewegungen durch die Nervenzellen im Gehirn vorbereitet und ausgeführt werden. Fehlt das Dopamin, so werden die Bewegungen unkontrolliert, ruckhaft und zitterig, so wie dies bei Parkinson-Patienten zu beobachten ist. Durch Gabe von Levodopa (L-Dopa) – einer Dopamin-Vorstufe, die im Gehirn in Dopamin umgewandelt wird – kann man diesen Neurotransmitter-Mangel beheben und so die Parkinson-Symptome bessern.

Da L-Dopa aber nicht nur gegen die Parkinson-Krankheit, sondern auch gegen das Restless-Legs-Syndrom hilft, geht man davon aus, dass eine Störung im Dopaminstoffwechsel an der Entstehung des RLS mitbeteiligt ist. Im Gegensatz zur Parkinson-Krankheit liegt bei den Restless Legs allerdings nach heutigem Kenntnisstand kein Untergang von Nervenzellen vor. Man vermutet, dass die Muskelzuckungen und Missempfindungen in den Beinen bei RLS eher auf eine Fehlfunktion von Nervenzellen zurückzuführen sind. Daher brauchen Sie, wenn Sie unter Restless Legs leiden, auch keinesfalls zu befürchten, dass Sie ein höheres Risiko für die Entwicklung einer Parkinson-Krankheit haben könnten. Diese beiden Erkrankungen haben – außer dass man sie mit dem gleichen Medikament behandelt – nichts miteinander zu tun!

Das Standardpräparat gegen RLS

Das einzige bisher für die RLS-Behandlung zugelassene Medikament ist das L-Dopa-Präparat Restex®. Restex® hat

So finden Sie einen Arzt

Die Behandlung des Restless-Legs-Syndroms gehört unbedingt in die Hände eines Arztes, der mit dieser Krankheit Erfahrung hat! Falls Sie glauben, dass Sie an RLS leiden, und Ihr behandelnder Arzt sich mit dieser Erkrankung nicht auskennt oder mit der Therapie nicht weiterkommt, wenden Sie sich an die Selbsthilfegruppe der RLS-Liga (Adresse im Anhang). Dort kann man Ihnen einen geeigneten Arzt in Ihrer Umgebung empfehlen.

sich in allen Untersuchungen als gut wirksam und verträglich erwiesen.

Im Gegensatz zu anderen RLS-Medikamenten wird es nicht langsam aufdosiert, sondern sofort in der erforderlichen Dosis eingenommen. Die Wirkung setzt gleich innerhalb der ersten Stunde nach der Einnahme ein; daher nimmt man das Medikament normalerweise eine Stunde vor dem Schlafengehen.

Da der Wirkstoff (L-Dopa) aber rasch freigesetzt wird, hält seine Wirkung in der Regel nur fünf Stunden an. Für Patienten, bei denen die RLS-Beschwerden hauptsächlich in der zweiten Nachthälfte auftreten, reicht das nicht aus: Sie müssen statt des Restex®-Standardpräparats ein so genanntes Retard-Präparat – also ein Medikament mit verzögerter Wirkstofffreisetzung (Restex® Retard) – einnehmen. Bei Einnahme von Restex Retard® erreicht der Wirkstoff seine höchsten Spiegel im Blutplasma erst nach drei Stunden – so ist auch in der zweiten Nachthälfte ein ungestörter, erholsamer Schlaf garantiert.

Halten die Beschwerden die ganze Nacht über an, so empfiehlt es sich, Restex® Standard mit ein bis zwei Kapseln Restex® Retard zu kombinieren. Bei tagsüber auftretenden Restless-Legs-Symptomen genügt es meistens schon, bei Bedarf 100 mg des Standardpräparats einzunehmen. Der Vorteil dieser niedrigen Dosierungen: Nebenwirkungen treten dabei kaum bzw. nur in sehr leichter Form auf.

Medikamente, die RLS verstärken/hervorrufen können

- Neuroleptika (Medikamente zur Behandlung psychischer Erkrankungen)
- Antidepressiva (Mittel gegen Depressionen: tri- und tetrazyklische Antidepressiva, Serotonin-Wiederaufnahme-Hemmer)
- Metoclopramid (ein Stoff, der in manchen Medikamenten gegen Übelkeit und Erbrechen enthalten ist)
- Einige Kalziumantagonisten (Mittel gegen Bluthochdruck und Angina pectoris)
- Antihistaminika (Medikamente gegen Allergien)
- Alle Arzneimittel, die Koffein enthalten

Die häufigste Nebenwirkung von Restex® ist eine leichte Übelkeit, die nach ein paar Tagen jedoch normalerweise wieder verschwindet. Falls erforderlich, können vor der Einnahme des L-Dopa-Präparats 10 bis 20 mg Domperidon (enthalten z. B. in Motilium®) genommen werden. Andere Wirkstoffe gegen Übelkeit und Erbrechen sind nicht zu empfehlen, da sie die RLS-Beschwerden verschlimmern können (siehe Kasten auf Seite 76).

Seltener treten Mundtrockenheit und leichte Kopfschmerzen auf. Manche Patienten klagen auch über verstärkte Wachheit und Einschlafstörungen. Dann empfiehlt es sich, in Absprache mit dem Arzt abends zusätzlich zum L-Dopa vorübergehend ein Medikament zur Einschlafhilfe einzunehmen.

Das Hauptproblem bei L-Dopa besteht jedoch nicht in den – relativ milden – Nebenwirkungen, sondern in einem Phänomen, das der Mediziner als Augmentation bezeichnet. Augmentation („Vermehrung, Verstärkung") bedeutet, dass die Restless-Legs-Beschwerden sich im Laufe der Zeit unter Einnahme von L-Dopa verändern: So treten sie beispielsweise plötzlich zu einem anderen Zeitpunkt (häufig nicht erst abends wie gewohnt, sondern schon tagsüber) auf, dehnen sich auf andere Körperteile (z. B. Arme und Hände) aus oder verschlimmern sich.

In so einem Fall muss der Patient auf andere Präparate (so genannte Dopaminagonisten) umsteigen, bei denen das Problem der Augmentation nur sehr selten auftritt. Solche Dopaminagonisten – z. B. Medikamente mit dem Wirkstoff Cabergolin (Cabaseril®), Pergolid (Parkotil®), Ropinirol (Requip®) oder Pramipexol (Sifrol®) – werden ebenfalls zur Behandlung der Parkinson-Krankheit eingesetzt.

Erfahrungsgemäß kommt eine Augmentation vor allem bei einem schweren RLS und der Einnahme höherer L-Dopa-Dosen (über 300 mg pro Tag) vor. Daher behandelt man Patienten, die unter einem mäßigen bis schweren Restless-Legs-Syndrom leiden, oft schon von vornherein mit einem Dopaminagonisten, vor allem, wenn sie auch tagsüber über Beschwerden klagen.

Als häufigste unerwünschte Nebenwirkung tritt bei der Behandlung mit Dopaminagonisten Übelkeit auf. Deshalb sollte mit der Therapie einschleichend begonnen werden, d. h., man fängt mit einer kleineren Dosis an und steigert diese dann allmählich. Außerdem kann auch hier in den ersten Wochen zusätzlich Domperidon gegen die Übelkeit verordnet werden.

Langstreckenflüge - für RLS-Patienten eine Qual

Für Menschen mit RLS sind Situationen, in denen sie für längere Zeit unbeweglich sitzen müssen – im Kino oder Theater oder vor allem auch bei langen Flügen – eine unbeschreibliche Qual. Man kann immer wieder beobachten, wie solche Menschen aufstehen und herumgehen oder sich die Beine massieren.

- Wer weiß, dass er an RLS leidet, sollte auf Langstreckenflügen oder auch bei längeren Bahnfahrten seine Medikamente mitnehmen.
- Sinnvoll ist es auch, sich einen Platz am Gang reservieren zu lassen, wo man öfters aufstehen und etwas herumlaufen kann, ohne deswegen den Nachbarn belästigen zu müssen.
- Verzichten sollte man auch auf Kaffee und Alkohol.

In einigen Fällen werden alternativ zu der Therapie mit L-Dopa oder Dopaminagonisten Medikamente gegen Epilepsie (insbesondere Gabapentin, z. B. Neurontin®) eingesetzt, v. a. wenn zusätzlich eine Polyneuropathie (Stoffwechselstörung der Nerven) vorliegt.

Wenn L-Dopa und Dopaminagonisten nicht helfen oder der Patient sie nicht verträgt, sind auch bestimmte Schmerzmittel (Opioide) oder Schlafmittel (Benzodiazepine) eine gute Behandlungsalternative. Eine Therapie mit Opioiden bietet sich v. a. dann an, wenn aufgrund einer anderen Erkrankung ohnehin eine Schmerztherapie notwendig ist. Die häufigsten Nebenwirkungen bei Opioiden sind Schwindel, Übelkeit, Erbrechen, Verstopfung und Tagesmüdigkeit. Der Wirkstoff Tilidin (z. B. in Valoron® N) zeichnet sich durch ein besonders günstiges Nebenwirkungsprofil aus und wird daher häufig bei RLS verordnet.

Benzodiazepine und verwandte Substanzen wie beispielsweise Clonazepam, Diazepam, Zolpidem oder Zopiclon können die Restless-Legs-Beschwerden ebenfalls lindern. Bei sehr schwerem RLS kann man L-Dopa, Dopaminagonisten und Opioide auch miteinander kombinieren.

Behandlung der Schlafapnoe

Alkohol, Übergewicht, Medikamente, Rauchen, aber auch die Schlafposition können eine Schlafapnoe begünstigen.

Patienten mit Schlafapnoe wird daher empfohlen, ihren Alkohol- und Zigarettenkonsum einzuschränken und auf die Einnahme bestimmter Medikamente zu verzichten. Sie sollen – falls notwendig – Übergewicht abbauen und nicht auf dem Rücken schlafen.

Ein Großteil der von Schlafapnoe Betroffenen ist übergewichtig. Da sich das überflüssige Fett nicht nur am Bauch, sondern auch im Rachen einlagert und den Rachenraum somit verengt, kommt es bei Übergewicht häufiger zum Verschluss der Atemwege während des Schlafs. Umgekehrt verschwindet bei Gewichtsabnahme das überflüssige Fett im Rachen. Dadurch weiten sich die Atemwege, und die Gefahr von Atempausen während des Schlafs nimmt ab.

Stark übergewichtige Patienten mit Apnoe sollten deshalb unbedingt abnehmen. Auch wenn die Schlafapnoe nach der Gewichtsabnahme in den meisten Fällen nicht vollständig verschwindet, verringert sich in der Regel die Zahl und Dauer der Atemaussetzer merklich, und der Gesundheitszustand der Patienten bessert sich ebenfalls.

Alkohol setzt die Muskelspannung im Rachen während des Schlafs herab, weshalb es nach dem Genuss von Alkohol häufiger zum Schnarchen kommt. Dies weiß jeder, der einen Abend lang einmal tüchtig gebechert hat: Wer viel Alkohol konsumiert, der schnarcht in der Regel.

Menschen, die unter Schlafapnoe leiden, sollten daher möglichst auf den Genuss von Alkohol am Abend verzichten. Wer dennoch hin und wieder einmal ein Glas Wein oder ein Bier trinken möchte, sollte den Alkohol in keinem Fall kurz vor dem Schlafengehen zu sich nehmen: Eine Verschlimmerung des Schnarchens und Atemaussetzer sind dann vorprogrammiert. Wenn Sie also nicht völlig auf Alkohol verzichten wollen, sollten Sie Ihr letztes Glas mehrere Stunden vor dem Schlafen trinken – aber natürlich sollten Sie auch dann den Alkoholkonsum nicht übertreiben!

Warum Rauchen Schnarchen und Apnoen begünstigt, ist noch nicht bekannt. Trotzdem sollten Sie – nicht zuletzt auch im Interesse Ihrer allgemeinen Gesundheit – auf das Rauchen am besten ganz verzichten oder es zumindest weitgehend einschränken.

Manche Beruhigungs- und Schlafmittel, aber auch andere Medikamente mit muskelentspannender Wirkung fördern die Schlafapnoe. Denn durch die zusätzliche Muskelentspannung verengen die Atemwege sich im Schlaf noch mehr. Fragen Sie Ihren Arzt, ob Medikamente, die Sie einnehmen, diese Wirkung besitzen. Wenn dem so ist, können sie durch andere Präparate ersetzt werden.

Anti-Schnarch-Hilfen

Anti-Schnarch-Vorrichtungen hat es schon immer gegeben und gibt es auch heute noch – die meisten davon sind leider nicht sehr wirksam, manche sehen sogar fast ein wenig wie Folterwerkzeuge aus und stören den Schlaf eher, statt ihn zu verbessern. Zum Beispiel die so genannten „Anti-Schnarch-Rucksäcke" oder Rückenlageverhinderungswesten, die der Schnarcher nachts trägt, um zu erreichen, dass er nur noch auf der Seite schläft (eine Position, in der Schnarchen seltener auftritt oder zumindest leiser ist): Bis man sich an die Seitenlage gewöhnt hat – und das ist für einen gewohnheitsmäßigen Rückenschläfer gar nicht so einfach –, wird man durch den unangenehmen Druck des Rucksacks im Rücken nachts immer wieder geweckt, was natürlich auch wiederum die Schlafqualität beeinträchtigt.

Nach einem ähnlichen Prinzip funktionieren Geräte, die die Schnarchgeräusche messen und den Schläfer immer dann durch ein Geräusch oder Vibrieren (oder gar durch einen leichten Stromstoß) wecken, wenn das berüchtigte Röcheln oder Sägen aus seiner Kehle dringt: Der Schläfer wird dadurch zwangsläufig immer wieder geweckt, der Schlaf fragmentiert. Kinnbinden halten den Mund verschlossen und zwingen den Schläfer auf diese Weise zur Nasenatmung, bei der das Schnarchrisiko verringert ist. Nasenklammern spreizen die Nasenflügel auseinander und sollen auf diese Weise die Nasenatmung verbessern. Und so gibt es noch unzählige andere Anti-Schnarch-Hilfen, deren Wirkung leider größtenteils nicht wissenschaftlich erwiesen ist – dem einen helfen sie, dem anderen nicht, und oft stören sie einfach nur.

Die Atemmaske: Goldstandard der Schlafapnoe-Behandlung

Die immer noch einzige wirklich erfolgreiche Behandlung der Schlafapnoe ist die nächtliche Überdruckbeatmung. Der Patient muss während des Schlafs eine Atemmaske tragen und ist über die Maske und einen Schlauch mit dem Beatmungsgerät verbunden.

In zwei Fällen muss diese Überdruckbeatmung eingesetzt werden: erstens, wenn die Atemaussetzer im Schlaf die Sauerstoffversorgung des Körpers gefährden, und/oder zweitens, wenn der Betroffene aufgrund der Atempausen unter einer erheblichen Tagesschläfrigkeit leidet. Bei der Überdruckbeatmung findet (trotz dieses Namens) eigentlich keine Beatmung statt, denn der Betroffene atmet weiterhin selbständig, nur der Druck der Atemluft wird erhöht.

Eine Art der Überdruckbeatmung heißt nasale kontinuierliche Überdruckbeatmung (auf Englisch: nasal continuous positive airways pressure = nCPAP). Das bedeutet, dass eine Atemmaske auf die Nase aufgesetzt wird und Luft mit einem erhöhten Druck (zwischen vier und etwa 14 Millibar) durch die Nase eingeblasen wird. Dieser Druck stabilisiert die Atemwege, sodass sie sich nicht mehr verschließen können. Der Patient kann wieder ungehindert ein- und ausatmen, Atempausen und die damit verbundenen Weckreaktionen bleiben aus.

Ein Überdruckbeatmungsgerät muss vom Patienten jede Nacht benutzt werden, da es sonst erneut zu Atemaussetzern kommt. Damit der Patient das Gerät akzeptiert, sollte es genau auf ihn zugeschnitten sein und ihm auch wirklich helfen. Der Luftdruck muss daher genau stimmen: Er sollte hoch genug sein, um die Atemaussetzer zu unterbinden, aber er darf nicht unnötig hoch sein, da dies als belästigend empfunden wird. Auch die Nasenmaske muss exakt sitzen, damit keine Luft an den Seiten entweicht, was zu Bindehautreizungen führen kann.

Der Luftdruck des Geräts wird in einem Schlaflabor eingestellt, damit bei der Überdruckbeatmung auch wirklich keine oder nur noch sehr wenige Atempausen auftreten.

Einige Patienten mögen zunächst Vorbehalte gegen solch ein Gerät haben, da es ihnen im Wachzustand Probleme bereitet, unter verstärktem Luftdruck zu atmen. Aber nach langer Zeit der Tagesschläfrigkeit stellt das Erleben eines endlich wieder erholsamen Schlafs für die meisten Betroffenen eine große Erleichterung und einen Gewinn an

Zahnärztlicher Schnarchschutz

Es gibt noch einige andere Möglichkeiten zur Behandlung des Schnarchens, die im Einzelfall hilfreich sein können. Dazu gehören Bissschienen in ihren verschiedenen Varianten. Bei einer Bissschiene werden die Zähne des Ober- und Unterkiefers von einer Hülle aus Kunststoff umgeben und diese beiden Teile der Schiene durch ein Gelenk miteinander verbunden. Diese Prothesen haben die Funktion, den Unterkiefer etwas nach vorne zu verlagern, wodurch sich der Rachenraum – und somit auch die Atemwege – erweitert. Auf diese Weise kann es im Schlaf nicht mehr so rasch zum Schnarchen und zum Verschluss der Atemwege kommen. Diese Bissschiene muss – wie der Name schon sagt – nachts auf die Zähne gesetzt und getragen werden. Gegen das einfache Schnarchen kann eine Bissschiene helfen. Ob man sie auch bei einem Patienten mit Schlafapnoe einsetzen kann, muss ein schlafmedizinisch geschulter Zahnarzt entscheiden.

Lebensqualität dar. Daher gewöhnen sich die meisten sehr rasch an die Überdruckbeatmung. Manche Geräte können auch so eingestellt werden, dass sie erst nach dem Einschlafen ihre Tätigkeit aufnehmen: Wenn der Patient bereits schläft, empfindet er das Ausatmen gegen den erhöhten Luftdruck in der Regel gar nicht mehr.

Einen Nachteil hat die Überdruckbeatmung allerdings doch: Der Patient ist abhängig von seinem Gerät, da die Atemaussetzer während des Schlafs ohne den erhöhten Luftdruck sofort wieder auftreten. Das Gerät sollte deshalb zu seinem ständigen Begleiter werden – auch im Urlaub und auf Geschäftsreisen.

Auch an das Geräusch des Beatmungsgeräts müssen sich der Patient und sein Partner erst einmal gewöhnen.

Der erhöhte Luftdruck kann bewirken, dass die Nasenschleimhäute austrocknen, was einige Patienten als unangenehm empfinden und was manchmal auch zu gehäuften Infekten führt. Ein Luftbefeuchter, der in das Gerät eingesetzt wird, kann Abhilfe schaffen. Dieser muss aber penibel gereinigt werden, damit sich in dem Gerät keine Bakterien oder Pilze ansiedeln, die Infektionen hervorrufen.

Was bringen Operationen?

Viele Patienten mit Schlafapnoe hoffen, dass ihnen eine Operation helfen kann. In seltenen Fällen ist das möglich; in anderen Fällen ist trotz Operation weiterhin eine Überdruckbeatmung notwendig. Es kann auch sein, dass eine Operation überhaupt keinen Erfolg verspricht. Doch das kann nur der HNO-Arzt mit Sicherheit beurteilen.

Manche Patienten mit Apnoe können schlecht durch die Nase atmen. In vielen Fällen liegt das an einer verkrümmten Nasenscheidewand, in anderen Fällen sind die Nasenmuscheln vergrößert. Diese Engen in der Nase können operativ beseitigt werden, als einzige Maßnahme reichen solche Operationen bei der Schlafapnoe meistens nicht. Diese Eingriffe sind wichtig, wenn ohne die Beseitigung der Engstellen eine Überdruckbeatmung nicht möglich ist. Bei einer Tonsillektomie werden die Gaumenmandeln entfernt. Wenn diese vergrößert sind, können sie zum Schnarchen und zur Schlafapnoe beitragen.

Spray gegen das Schnarchen

Ein neues Rachenspray verspricht Schnarchern seit neuestem Abhilfe. Das Spray ist eine Kombination verschiedener ätherischer Öle und Vitamine. Diese Substanzen überziehen das Weichteilgewebe im hinteren Rachenraum und machen es glatter, geschmeidiger und straffer. Auf diese Weise werden die Vibrationen beim Ein- und Ausströmen der Atemluft vermindert und Schnarchgeräusche verringert oder sogar völlig unterbunden.

Das Besondere an diesem Spray: Die Wirkstoffe sind in kleine Fetttröpfchen (so genannte Liposomen) verpackt und werden auf diese Weise kontinuierlich über einen längeren Zeitraum freigesetzt. Auf diese Weise kann Ihr Ehebett bis zu acht Stunden lang tatsächlich zur „schnarchfreien Zone“ werden!

Das wirkt sich natürlich nicht nur auf die Schlaf-, sondern auch auf die Lebensqualität aus: Schnarcher & Co. fühlen sich am nächsten Morgen ausgeruhter, fitter und leistungsfähiger – und dass die nachts trotz aller Liebe doch immer wieder aufkommenden Aggressionen gegen den schnarchenden Bettpartner jetzt wegfallen, tut der Beziehung bestimmt auch ganz gut.

Dass man sich auf die Wirkung dieses Anti-Schnarch-Sprays tatsächlich verlassen kann, wurde mittlerweile in einer wissenschaftlichen Untersuchung nachgewiesen.

Schlafen kann man lernen

Schlafstörungen können einem das Leben zur Hölle machen, doch nicht in jedem Fall lauert dahinter ein handfestes Problem, das unbedingt ärztlicher Fürsorge bedarf. In vielen Fällen kann man seine Ein- oder Durchschlafprobleme selber mildern oder gar beheben, wenn man nach einer ehrlichen Analyse entsprechende Maßnahmen konsequent durchführt.

Stress und Schlaf

Viele „Schlaflose" haben eigentlich gar kein Schlafproblem, sondern eher ein Abschaltproblem. Das heißt, sie können nicht vom Stress des Tages abschalten und wälzen auch nachts noch Probleme.

Wenn Sie auch zu den nächtlichen Grüblern gehören, sollten Sie sich mit dem Thema Stress beschäftigen und ein paar Stressbewältigungs- und Problemlösungstechniken erlernen. Dann wird es Ihnen leichter fallen, mit Ihren Problemen umzugehen – und was noch wichtiger ist: sich dadurch nicht in Ihrer Nachtruhe stören zu lassen.

Stress ist etwas sehr Individuelles. Das heißt, es gibt Situationen, in denen Sie selbst total in Stress geraten, während jemand anders in Ihrem Bekanntenkreis in der gleichen Lage vielleicht ganz ruhig und gelassen bleiben würde. Stress ist nichts, was nur von außen auf eine Person einwirkt, sondern ein Zusammenspiel von äußeren Faktoren – man nennt diese Stressoren – und der Person.

Das ist sehr wichtig, denn es bedeutet, dass Sie Ihrem Stress keinesfalls hilflos ausgeliefert sind. Sie selbst haben es in der Hand, ihn durch eine Änderung Ihrer Einstellung oder durch bestimmte Bewältigungsstrategien in den Griff zu bekommen. Vielleicht können Sie ihn dadurch sogar zu etwas Positivem umfunktionieren – oder zumindest erträglicher gestalten.

Was ist eigentlich Stress?

Über Stress redet heutzutage jedermann ganz selbstverständlich. Wer in Eile ist, bekundet ganz nebenbei, er sei gerade im Stress. Oder wenn man einen hektischen Zeitgenossen beruhigen will, dann mit den Worten „Bitte, keinen Stress." Stress bedeutet in unserer heutigen Gesellschaft eigentlich etwas sehr Positives: Wer sich stressgeplagt gibt, signalisiert damit sein Engagement im Beruf, seinen Fleiß. Gestresst zu sein gehört heute zum guten Ton. Leider.

Stressoren gibt es unendlich viele. Das kann z. B. eine belastende Situation sein: der Chef, der kurz vor Feierabend noch etwas von Ihnen will, Termine, die Sie einhalten müssen, finanzielle Sorgen, eine Krankheit, Konflikte mit dem Partner oder Probleme in der

Was Ihnen momentan am meisten Stress bereitet

Stellen Sie einmal eine Liste der Umstände und Probleme zusammen, die in Ihrem Leben jetzt eine wichtige Rolle spielen und über die Sie öfters in der Nacht nachdenken, sodass Sie nicht einschlafen können. Versuchen Sie diese Stressfaktoren nach der Reihenfolge der Wichtigkeit zu ordnen, die Sie ihnen zumessen.

1. ....

2. ....

3. ....

4. ....

5. ....

6. ....

7. ....

8. ....

Familie. Doch auch wenn man sich langweilt oder unterfordert ist (also beispielsweise bei der Arbeit eigentlich viel mehr leisten könnte, als von einem verlangt wird), kann man in Stress geraten. Selbst etwas so scheinbar Banales wie ein Verkehrsstau, das Schlangestehen an der Kasse oder der Pressluftbohrer auf der Baustelle nebenan kann ein Stressfaktor sein, der einen innerlich zur Weißglut treibt. Doch auch Sie selbst können Ihr eigener Stressor sein, wenn Sie sich unter Druck setzen und von sich selber erwarten, dass Sie immer alles hundertprozentig perfekt machen.

Man unterscheidet zwischen physikalischen Stressoren (Lärm, Hitze), Leistungsstressoren (Überforderung, Unterforderung, Prüfungen usw.), sozialen Stressoren (Konkurrenz, Isolation) und körperlichen Stressoren wie Verletzungen, Schmerz oder Hunger.

Ob Sie in Stress geraten, hängt von Ihnen selbst ab. Ob und inwieweit eine belastende Situation für Sie zum Stress wird, hängt von Ihrer Bewertung der Situation und Ihren persönlichen Bewältigungsmöglichkeiten ab. Diese beiden Faktoren entscheiden darüber, ob Sie eine Situation als stresserzeugend, positiv oder einfach nur als indifferent empfinden.

Nehmen wir ein Beispiel: Zusätzlich zu Ihrer vielen Arbeit drückt Ihnen der Chef noch eine weitere Aufgabe „aufs Auge". Sie könnten sich nun sagen: „Okay, das ist für mich kein Problem. Das schaffe ich mit links!" Das heißt, Sie bewerten die Situation als irrelevant – die Sache lässt Sie völlig kalt. Oder Sie können denken: „Wenn da nur nichts schief geht. In Belastungssituationen mache ich immer so leicht Fehler…" In diesem Fall empfinden Sie die Situation als Bedrohung. Sie haben sogar Angst. Vielleicht ärgert das Ganze Sie auch nur: „Warum immer ich? Das bedeutet, dass ich die ganzen nächsten Wochenenden durcharbeiten muss." Das heißt, Sie empfinden die Situation als Schaden oder Verlust.

Sie können sie natürlich auch positiver sehen und sich sagen: „Das ist eine tolle Chance! Ich werde mir besondere Mühe geben und beweisen, was in mir steckt."

Dann empfinden Sie den Auftrag Ihres Chefs als Herausforderung. Das ist zwar besser, als die Situation als Bedrohung zu betrachten; es ist aber trotzdem immer noch mit einem gewissen Maß an Stress verbunden. Sie stehen unter innerer Anspannung, setzen sich selbst unter Druck: „Jetzt muss ich mich aber anstrengen!"

Positiver Stress

Positiver Stress, der so genannte Eustress, hingegen liegt vor, wenn Sie sich darüber freuen: „Interessante Aufgabe! Endlich einmal etwas Neues, nicht immer nur die gewohnte alte Routine. Der Chef muss schon sehr viel Vertrauen zu mir haben, wenn er mich dafür ausgewählt hat."

Wichtig ist in diesem Zusammenhang auch, wie Sie Ihre eigenen Kompetenzen einschätzen: Trauen Sie es sich zu, mit dieser Aufgabe fertig zu werden? Wenn Sie sich sagen: „Bisher habe ich neue Aufgaben immer gut bewältigt" oder „Neue Dinge kann ich ja schließlich auch lernen oder mir Hilfe holen", so ist die Situation für Sie mit weniger Stress verbunden, als wenn Sie denken: „Wie soll ich das bloß alles schaffen?"

Entscheidend ist Ihre Bewertung der Situation!

Stress hängt aber auch noch von anderen Faktoren ab, z. B. vom Bekanntheitsgrad einer Situation. Stressoren, die einem bekannt sind, also beispielsweise das Schlangestehen an einer Kasse oder der allmorgendliche Verkehrsstau bei der Fahrt ins Büro, lösen normalerweise weniger Angst und innere Anspannung aus – schließlich weiß man bereits, wie man mit solchen Situationen am besten umgeht. Man hat Routine darin, sie zu meistern. Es ist zwar lästig, aber es regt einen nicht mehr auf.

Jede Stressreaktion hat drei Ebenen

Eine negative Stressreaktion entsteht also erst dann, wenn Stressor und negative Bewertung zusammenkommen. Sie läuft auf drei Ebenen ab: auf der körperlichen Ebene, auf der Ebene Ihrer Gedanken und Gefühle und auf der Verhaltensebene.

Als körperliche Reaktion auf Stress steigen Puls, Blutdruck, Muskelspannung, Herz- und Atemfrequenz. Besonders negativ wirkt sich das nachts aus: Wenn man im Bett liegt und grübelt und dadurch in Stress gerät, fallen Blutdruck und Puls nicht ab, wie sie es in der Nacht eigentlich tun sollten. Man ist hellwach und kann nicht mehr einschlafen.

Bei Stress erhöht sich außerdem die Gerinnungsneigung des Blutes, die Verdauung funktioniert nicht mehr so gut, und unser Körper schüttet Stresshormone aus: Cortisol, Adrenalin, Noradrenalin. Diese versetzen uns noch zusätzlich in einen Alarmzustand.

Akuter und chronischer Stress

Man unterscheidet zwischen akutem und chronischem Stress.

Eine wirkliche Gefahr für unsere Gesundheit geht nur von chronischem Stress aus. Ein Beispiel für akuten Stress: Sie gehen über die Straße; da kommt blitzschnell ein Auto herangeschossen. Sofort stellt Ihr Körper sich auf diese plötzliche Gefahrensituation ein, indem er Energie bereitstellt: Die Nebennierenrinde schüttet Adrenalin aus; Blutdruck und Blutzucker, Herz- und Atemfrequenz steigen, damit Sie möglichst schnell über die Straße gehen können. Sobald Sie das geschafft haben, lässt die Anspannung sofort wieder nach.

Bei chronischem Stress dagegen hört die innere Anspannung niemals auf. Man ist ständig in Alarmbereitschaft; der Körper schüttet zu viele Stresshormone aus. Hinzu kommt, dass dies meist Stresssituationen sind, die man nicht durch entsprechende körperliche Reaktionen bewältigen kann. Den unzufriedenen Chef, den nörgelnden oder untreuen Ehepartner können Sie schließlich nicht mit einem gezielten Schlag mit der Keule außer Gefecht setzen, wie es der Neandertaler früher mit dem Mammut getan hat. Als Folge staut sich der Stress immer weiter an.

Diese chronische Anspannung, die nicht abgebaute körperliche Erregung kann auf Dauer zu Erschöpfung und zu vielen psychosomatischen Erkrankungen führen: beispielsweise Bluthochdruck, Magengeschwüren, Schlaflosigkeit. Hinzu kommt, dass man, wenn man im Stress ist, auch weniger auf seine Gesundheit achtet: Man raucht vielleicht zu viel, ernährt sich ungesund und bewegt sich zu wenig.

Stress macht krank

Auf der Ebene der Gedanken und Gefühle empfindet man in Stresssituationen Angst, Ärger, Enttäuschung, Hilflosigkeit; man denkt sich vielleicht: „Immer ich“ oder „Das schaffe ich nie“ – eine so genannte selbsterfüllende Prophezeiung, denn wenn man von vornherein glaubt, einer Situation nicht gewachsen zu sein, hat man auch geringere Chancen, sie zu bewältigen.

Auf das Problem der Schlaflosigkeit bezogen, denkt man: „Jetzt ist schon

Durchschauen Sie Ihre persönliche Stresssituation!

Tragen Sie Ihre typischen Stresssituationen hier ein und notieren Sie, wie Sie darauf reagieren. Auf diese Weise können Sie Ihren Stress aufspüren, um dann in einem zweiten Schritt Bewältigungsstrategien zu erarbeiten. Ihr Ziel dabei soll aber nicht sein, den Stress völlig auszuschalten (das schafft man sowieso nicht), sondern den negativen Stress auf ein Minimum zu begrenzen, mit diesem umgehen zu lernen und den positiven Stress konstruktiv für sich zu nutzen.

Wann und wo tritt Stress auf?

....

Welche Personen sind daran beteiligt?

....

Was wird gesagt oder getan?

....

Wie reagieren Sie spontan auf diese Situation?

....

Was denken oder empfinden Sie dabei?

....

Was spüren Sie körperlich bei der Stresssituation (Herzklopfen, Zittern etc.)?

....

wieder eine halbe Stunde vergangen, und ich schlafe immer noch nicht", hat Angst vor dem nächsten Tag und empfindet Ärger und Enttäuschung darüber, dass man wieder nicht schlafen kann. Auch ein Gefühl der inneren Unruhe und Nervosität kann auftreten.

Auf der Verhaltensebene reagiert man in Stresssituationen oft hastig und ungeduldig oder verkrampft; man ist gereizt gegenüber anderen Menschen, kann sich nicht mehr so gut konzentrieren und organisieren.

Diese drei Stressreaktionen laufen nur teilweise unabhängig voneinander ab. Sie können sich wechselseitig aufschaukeln, aber auch wieder abschwächen.

Dem Stress auf der Spur

Ihr Problem ist also der Stress, der Sie nachts nicht schlafen lässt. Diesen müssen Sie zunächst einmal aufdecken und analysieren. Das ist gar nicht so leicht. Oft ist man nämlich so in die Hektik des Alltags eingebunden, dass man Stresssituationen überhaupt nicht mehr wahrnimmt.

Um ein Problem zu lösen, muss man es aber zunächst einmal klar erkennen; als Nächstes denkt man sich dann eine Lösung aus, setzt die Maßnahmen, die man sich vorgenommen hat, in die Realität um und kontrolliert anschließend natürlich auch den Erfolg.

Umdenken lernen

Bringen Sie einmal Ihre typischen Gedanken in Stresssituationen zu Papier und versuchen Sie, diese durch positivere zu ersetzen. Das ist wichtig, denn solche Gedanken kommen vorwiegend nachts und rauben Ihnen den Schlaf.

Oft denken wir, wenn wir im Stress sind: „Ich stehe das nicht durch", „Das geht bestimmt schief", „Ich kann ja doch nichts daran ändern", „Ich werde wieder versagen" etc. Oder wir sagen uns: „Ich muss alle Termine einhalten", „Ich kann meinen Chef doch nicht enttäuschen", „Ich darf keinen Fehler machen".

Doch durch solche Gedanken wird der Stress nur noch schlimmer. An diesen Einstellungen sollten Sie arbeiten, denn damit setzen Sie sich nur selbst unter Druck: Natürlich darf auch einmal Arbeit liegen bleiben, wenn es keine wichtige Terminsache ist – lernen Sie, Prioritäten zu setzen! Auch von Ihrem Perfektionismus, einer typischen Eigenschaft der Schlaflosen und nächtlichen Grübler, können Sie sich durch gezieltes Umdenken befreien: Man braucht nicht immer alles hundertprozentig perfekt zu machen; völlig fehlerfrei zu arbeiten ist unmöglich – Fehler sind menschlich. Und Sie dürfen ruhig auch einmal egoistisch sein und nicht immer nur an andere denken – selbst wenn diese dann enttäuscht sind.

Nehmen Sie sich ein Blatt Papier und teilen Sie es in zwei Spalten. Links oben notieren Sie „Negative Gedanken", die rechte Spalte überschreiben Sie mit „Positive Gedanken".

Jetzt sammeln Sie einmal ganz spontan die negativen Gedanken, die Ihnen tagsüber und besonders vor dem Einschlafen durch den Kopf gehen. Beispielsweise:

- Die anderen werden mich auslachen!
- Mich nimmt kein Mensch ernst!
- Das schaffe ich unmöglich!
- Das kann nur schief gehen!

Lesen Sie diese negativen Sätze durch und tragen Sie dann in die rechte Spalte der Liste jeweils einen entsprechenden positiveren Gedanken ein.

- Viele Kollegen bewundern mich für meine Leistungen.
- Die anderen wissen genau, dass sie es ohne mich nicht schaffen können.
- Das ist ein Kinderspiel!
- Warum soll das nicht klappen?

Wenn Sie sich für Ihre negativen Standard-Sätze positive Entsprechungen überlegt haben, sollten Sie sich eine Liste davon schreiben und diese immer bei sich tragen. Schauen Sie ab und zu darauf und verinnerlichen Sie diese Sätze. Das hilft! Besonders vor dem Schlafengehen! Mit der Zeit verscheuchen Sie so alle negativen Gedanken.

Schlafkiller

Auch bestimmte auf den Schlaf bezogene Gedanken können, wenn man sie sich vor dem Einschlafen durch den Kopf gehen lässt, wahre Schlafkiller sein.

Was denken Sie nachts, wenn Sie sich schlaflos im Bett hin und her wälzen? Denken Sie: „Oh Gott, in ein paar Stunden klingelt schon wieder der Wecker, ich werde morgen im Büro sicherlich wieder nicht leistungsfähig sein" oder: „Alles, was ich versuche, um wieder besser schlafen zu können, ist zwecklos; ich schaffe es ja doch nicht"?

Durch solche Gedanken geraten Sie nur noch mehr in Stress. Also schreiben Sie sie wieder auf eine Liste und formulieren in der rechten Spalte jeweils einen positiven Alternativgedanken dazu. Auch diese Liste sollten Sie sich abends vor dem Schlafengehen – oder nachts, wenn Sie nicht schlafen können – immer wieder anschauen. In der linken Spalte könnte zum Beispiel stehen: „Wenn ich nicht genug schlafe, bin ich morgen nicht leistungsfähig“ und in der rechten Spalte: „Es war schon öfter so, dass ich auch nach einer schlechten Nacht einiges geleistet habe“. Oder in der linken Spalte: „Jetzt liege ich schon wieder eine Stunde wach und kann einfach nicht einschlafen“ und in der rechten Spalte: „Ich bleibe jetzt ganz ruhig und mache eine Entspannungsübung. Der Schlaf wird schon kommen.“

So bewältigen Sie Ihren Stress

Wenn Sie nun eine Lösung des Problems erarbeiten möchten, das Ihnen Stress bereitet, so gehen Sie dabei am besten folgendermaßen vor: Veranstalten Sie eine Art Brainstorming mit sich selbst, sammeln Sie möglichst viele unterschiedliche Lösungsmöglichkeiten und halten Sie diese schriftlich fest, ohne zunächst eine Auswahl zu treffen.

Das Grundprinzip eines Brainstormings besteht nämlich darin, dass man die Ideen, die dabei entstehen, zunächst nicht zensiert – d. h., selbst wenn Ihnen eine scheinbar völlig verrückte oder abwegige Idee kommt, wird auch diese zu Papier gebracht. Manchmal erweisen die verrücktesten Lösungen sich hinterher als die besten; oder Sie kommen durch eine Idee, die Ihnen auf den ersten Blick abwegig erscheint, vielleicht auf einen ganz neuen Lösungsansatz.

Als Nächstes gehen Sie diese Lösungsvorschläge unvoreingenommen durch und entscheiden sich für eine oder mehrere Möglichkeiten.

Jetzt werden die geplanten Maßnahmen in die Realität umgesetzt. Das heißt, Sie erstellen zunächst einen Plan, wann, wie und wo die einzelnen Schritte durchgeführt werden sollen, und gehen dann an ihre Realisierung.

Der letzte Schritt ist die Erfolgskontrolle, d. h., Sie ziehen Bilanz: Hat meine Maßnahme zur Lösung des Problems auch wirklich etwas gebracht? Falls Sie nicht zu einer befriedigenden Lösung gekommen sind, fangen Sie noch einmal von vorne an.

Weitere Bewältigungsmöglichkeiten

Es gibt auch noch andere Stressbewältigungsmöglichkeiten: z. B., befriedigende Aktivitäten in den Alltag einzubauen. Tun Sie einfach mehr Dinge, die Ihnen Spaß machen, vor allem abends

So bekommen Sie Ihren Stress Schritt für Schritt in den Griff

Nachdem Sie die Probleme, die Ihrem Stress zugrunde liegen, eingehend analysiert haben, können Sie an möglichen Lösungen arbeiten.

- Wenn bei Ihrer Arbeit etwas problematisch ist, suchen Sie konkrete Wege, diese Probleme zu lösen. Wenn Ihnen z. B. bei einem Auftrag oder Projekt noch Informationen fehlen, können Sie sich diese Informationen beschaffen, um besser auf die Situation vorbereitet zu sein. Das nimmt Ihnen die Angst.

- Kommen Sie bei Ihren Mitmenschen nicht besonders gut an? Sie können Ihr Verhalten gegenüber anderen Menschen ändern. Überlegen Sie, wie.

- Haben Sie Zeitprobleme? Versuchen Sie effizienter zu arbeiten, sich Pläne für Ihre Arbeit zu machen, Prioritäten zu setzen. Dafür gibt es eine einfache Methode. Verteilen Sie die zu erledigenden Arbeiten auf drei Stapel: einen Stapel, der sofort erledigt werden muss, einen, der noch etwas warten kann, und einen dritten Stapel mit Aufgaben, die so unwichtig sind, dass man sie ruhig länger liegen lassen kann oder sie sich vielleicht sogar irgendwann von selbst erledigen.

- Mobilisieren Sie soziale Unterstützung: Sie können sich Hilfe aus Ihrem sozialen Umfeld (Eltern, Freunde, Bekannte) suchen, um beispielsweise die Doppelbelastung „Beruf – Familie“ besser zu meistern.

- Lebensstiländerungen: Schon durch eine Änderung Ihrer Lebensweise lässt sich manchmal Stress reduzieren. Denn einen Großteil unseres Stresses bereiten wir uns selbst (Beispiel „Freizeitstress“). Halten Sie sich künftig an den Grundsatz: Weniger ist mehr. Überlegen Sie sich reiflich, was Sie machen wollen – und was Sie lieber sein lassen.

- Lassen Sie sich auch von anderen Menschen nicht zu viel aufbürden. Lernen Sie, auch einmal nein zu sagen, wenn Sie sich überfordert fühlen.

vor dem Schlafengehen – dadurch lenken Sie sich ab und entspannen sich.

Außerdem gibt es auch noch die sehr hilfreiche Technik des Gedankenstopps, die dazu dient, Grübelkreisläufe zu durchbrechen: Immer wenn ein negativer Gedanke in Ihnen aufsteigt, sagen Sie sich: „Stopp" und sehen dabei ein Stoppschild vor Ihrem inneren Auge. Dann setzen Sie sofort einen positiven Gedanken dagegen. Wenn Sie das regelmäßig praktizieren, wird es Ihnen mit der Zeit tatsächlich gelingen, Ihre negativen Gedanken zu „verlernen" und durch positive zu ersetzen.

Auch durch eine Änderung Ihrer Einstellung können Sie Stresssituationen bewältigen oder zumindest erträglicher gestalten. Dazu stellt man sich am besten Fragen, die den Stress aus einer anderen, realistischeren oder positiveren Perspektive erscheinen lassen, z. B.: „Was würde jemand denken, den diese Situation nicht so sehr belastet wie mich?" Versetzen Sie sich in einen anderen Menschen hinein, der die betreffende Situation vielleicht positiv – als Herausforderung – sehen würde. Oder fragen Sie sich: „Wie werde ich in ein paar Monaten oder einem Jahr über die Situation denken?" Oft erscheint einem ein Problem am unüberwindlichsten, wenn man direkt davorsteht; doch in ein paar Wochen oder Monaten kann alles schon wieder ganz anders aussehen.

Eine weitere gute Strategie zur Änderung Ihrer Perspektive ist das so genannte „worst case scenario": Malen Sie sich aus, was in der betreffenden Situation schlimmstenfalls passieren könnte. Was genau wäre daran so schlimm? Überlegen Sie sich, wie Sie mit diesem „schlimmsten Fall" umgehen würden – dann sind Sie für alle Notfälle gerüstet. Und denken Sie auch darüber nach, wie wahrscheinlich es ist, dass dieser Fall eintritt: Meist kommt es in Wirklichkeit dann nämlich doch nicht dazu.

Weitere hilfreiche Fragen könnten lauten: Was würde ich einem guten Freund raten, der sich in einer ähnlichen Situation befindet? Was würde ein guter Freund mir in diesen Situation empfehlen? Habe ich schon einmal eine ähnliche Situation gemeistert? Und wie habe ich das damals geschafft?

Nehmen Sie Papier und Kugelschreiber zur Hand und beantworten Sie sich diese Fragen zu einer Stresssituation, die Sie persönlich gerade belastet, schriftlich – entweder tagsüber, wenn Sie gerade einmal Zeit haben, oder abends. Das wird Ihnen einen Großteil Ihrer Angst und inneren Anspannung nehmen.

Entspannungstechniken für einen erholsamen Schlaf

Es gibt verschiedene Arten von Entspannungsübungen, die Ihnen helfen können, abends besser abzuschalten und den Grad Ihrer inneren Anspannung zu reduzieren.

Dabei geht es nicht nur ums Abschalten und um die Entspannung. Wichtig ist auch, dass Sie lernen, sich regelmäßig Zeit für sich selber zu nehmen – sich selbst wichtig zu nehmen. Planen Sie regelmäßig Zeit ein, denn Entspannungsübungen erfordern stete Übung – man erlernt sie nicht von heute auf morgen. Am besten, Sie üben nicht nur einmal täglich, sondern, sofern Ihr Zeitplan es erlaubt, zwei-, drei- oder viermal am Tag – so lange, bis Sie die Entspannungstechnik, für die Sie sich entschieden haben, beherrschen. Es kann durchaus vier, sechs oder auch acht Wochen dauern, bis man die ersten positiven Wirkungen spürt.

In der Regel ist es zunächst nicht hilfreich, die Übungen im Bett oder zum Einschlafen auszuführen. Denn dann verkrampft man sich vielleicht zu sehr, will das Einschlafen erzwingen – und damit ist die Wirkung der Entspannungstechnik dahin. Ohnehin ist es am besten, Entspannungsmethoden im Sitzen einzuüben, denn man soll sie später auch im Alltag machen können (z. B. in der Mittagspause im Büro oder notfalls auch einmal auf der Toilette). Sobald Sie die Übungen besser beherrschen, können Sie sie aber auch ganz gezielt im Bett als Entspannungs- und Einschlafhilfe einsetzen.

Üben Sie anfangs möglichst immer an einem Ort, an dem Sie ungestört sind, und legen Sie den Hörer neben das Telefon. Machen Sie ruhig ein kleines Ritual daraus. Falls Sie gestört werden, fangen Sie wieder von vorn an.

Streben Sie aber nicht so sehr danach, jede Störung zu vermeiden, dass schon wieder eine Verspannung daraus resultiert! Bleiben Sie locker – Geräusche gibt es immer und überall auf der Welt. Es sollte keine künstliche, zwanghafte Atmosphäre entstehen. Nehmen Sie störende Geräusche kurz wahr, akzeptieren Sie sie und lassen Sie sie wieder verebben, ohne sich dadurch aus dem Konzept bringen zu lassen. Falls Sie sehr geräuschempfindlich sind, spielen Sie im Hintergrund eine leise Entspannungsmusik ab – sie überdeckt die störenden Geräusche. Und wenn Sie einmal so nervös und angespannt sein sollten, dass Ihnen die Entspannungsübung nicht gelingt, brechen Sie sie einfach ab oder fangen Sie gar nicht erst damit an.

Manchmal wird es Ihnen vielleicht so gehen, dass Sie sich mit Hilfe einer Methode zwar gut entspannen können; aber mit dem Einschlafen will es trotzdem nicht immer so recht klappen. Ärgern Sie sich nicht darüber, denn Sie haben trotzdem etwas dabei gewonnen: Eine Stunde in entspanntem Zustand im Bett zu liegen und autogenes Training oder progressive Muskelentspannung zu praktizieren, ist immer noch besser, als eine Stunde lang zu grübeln.

Wenn Sie diese Entspannungsübungen regelmäßig in Ihren Alltag einbauen, werden sie sich nicht nur auf Ihren Schlaf, sondern auf Ihre ganze Lebenssituation positiv auswirken. Solche Übungen sind kein Allheilmittel, die Sie auf wundersame Weise plötzlich wieder gut schlafen lassen, aber ein wichtiger Schritt auf dem Weg zu einem gesünderen, erholsameren Schlaf. Vier Entspannungsmethoden möchten wir Ihnen in diesem Buch vorstellen: autogenes Training, Phantasiereisen, Atemübungen und progressive Muskelentspannung.

Autogenes Training

Das autogene Training wurde im Jahr 1932 von dem Nervenarzt J.H. Schulz entwickelt. Schulz praktizierte mit seinen Patienten häufig Hypnose und stellte dabei fest: Wenn sie wieder aus der Hypnose erwachten, waren sie ganz locker und entspannt; ihre Arme und Beine waren schwer. Also dachte er: Wenn Hypnose durch Fremdanleitung möglich ist, müsste man sich doch eigentlich auch selbst in einen Zustand der Entspannung versetzen können. Das funktioniert auch tatsächlich, und zwar nach dem Prinzip der Autosuggestion: Man redet sich selbst ein, dass man ganz ruhig und entspannt wird.

Sie alle kennen die negative Wirkung der Autosuggestion: Schon durch den bloßen Gedanken ans Nicht-Schlafen-Können verkrampfen Sie sich innerlich, werden aufgeregt und bekommen Herzklopfen, sodass Sie dann tatsächlich nicht mehr schlafen können. Beim autogenen Training können Sie sich die positive Wirkung der Autosuggestion zunutze machen.

Schulz stellte die These auf, dass es durch Autosuggestion zu körperlichen, geistigen und seelischen Veränderungen kommt. Dies ist mittlerweile auch wissenschaftlich erwiesen. In verschiedenen Studien hat man festgestellt, dass beim autogenen Training tatsächlich körperliche Veränderungen eintreten: So sinken beispielsweise Herzfrequenz und Puls.

Man kann das autogene Training zwar auch im Liegen praktizieren, doch am besten nimmt man dabei die so genannte Kutscherhaltung ein: Man setzt sich auf einen Stuhl, legt die Hände in den Schoß und lässt den Kopf nach unten hängen. Diese Haltung heißt deshalb Kutscherhaltung, weil Professor Schulz an seinem Wohnort Berlin häufig sah, wie Droschkenfahrer in dieser Position völlig entspannt auf ihrem Wagen saßen. Da ihre Pferde den Weg von allein fanden, schliefen sie sogar teilweise in der Kutscherhaltung.

Bei diesem Verfahren der „konzentrativen Selbstentspannung" suggeriert man sich nacheinander verschiedene formelhafte Vorsätze ein, z.B. Ruhe-, Schwere- und Wärmeempfindungen im ganzen Körper („Mein rechter Arm wird ganz schwer", „Es atmet mich"). Das autogene Training führt, wenn man es richtig beherrscht, zu einem Zustand psychischer und physischer Entspannung, lindert Ängste und Erregungszustände und wird daher unter anderem bei Stress, Schlafstörungen und Muskelverspannungen eingesetzt.

Phantasiereisen

Die Phantasiereise ist die einzige Entspannungsübung, die Sie auch von Anfang an im Bett zum Einschlafen praktizieren dürfen; aber knüpfen Sie anfangs keine allzu hohen Ansprüche daran und ärgern Sie sich nicht, wenn das Einschlafen damit nicht gleich auf Anhieb gelingt!

Bei einer Phantasiereise malt man sich in Gedanken etwas Schönes aus, z.B. einen Spaziergang, einen erholsamen Tag an einem Südseestrand, etc. Wichtig ist, sich dieses Erlebnis in Echtzeit vorzustellen; d.h., wenn man sich einen Spaziergang ausmalt, der in der Realität eine halbe Stunde dauern würde, sollte sich auch die Phantasiereise über diesen Zeitraum erstrecken, und man sollte versuchen, sich den Spaziergang in allen Details vorzustellen: jeden Baum, jeden Strauch, jede Blume am Wegrand.

Wichtig ist auch, dass man dabei möglichst alle Sinne mit einbezieht: Man konzentriert sich nicht nur auf das, was man sieht, sondern auch auf Geräusche, Gerüche, Geschmack und Tastsinn. Sie hören bei Ihrem Waldspaziergang also beispielsweise das Rauschen der Bäume und das Gezwitscher der Vögel; Ihnen steigt der Duft des feuchten Waldbodens und der Tannennadeln in die Nase; Sie spüren es, wenn die Zweige eines am Wegrand stehenden Baumes über Ihre Arme streichen, und vielleicht haben Sie auch den Geschmack der Walderdbeeren auf der Zunge, die Sie unterwegs pflücken.

Die entspannende, schlaffördernde Wirkung von Phantasiereisen beruht auf folgendem Prinzip: Unser Gehirn ist so konstruiert, dass wir ständig an irgendetwas denken müssen. Wir können unsere Gedanken nicht abschalten; das schaffen nur geübte Meditationsmeister. Wenn wir also abends im Bett schon unbedingt etwas denken müssen, dann sollte es wenigstens etwas Angenehmes sein, was uns nicht innerlich aufwühlt, sondern uns in einen angenehmen Zustand der Entspannung und inneren Harmonie versetzt. Indem wir schöne Gedankenbilder vor unserem inneren Auge heraufbeschwören, blenden wir belastende, negative Gedanken aus.

Das gelingt allerdings – wie übrigens bei allen Entspannungsübungen – nicht gleich auf Anhieb. Am Anfang werden sich immer wieder unerwünschte Gedanken dazwischenschieben. Das ist völlig normal. Wichtig ist nur, sich nicht darüber aufzuregen, sonst ist es mit der Entspannung vorbei. Nehmen Sie diese Gedanken wahr und akzeptieren Sie sie, aber verfolgen Sie sie nicht weiter – sagen Sie sich: „Okay, ich denke später darüber nach." Und dann setzen Sie Ihre Phantasiereise einfach an der Stelle fort, bis zu der Sie gekommen waren, ehe der störende Gedanke Sie davon abgelenkt hat; und falls Sie aus dem Konzept gekommen sind, fangen Sie noch einmal von vorn an. Denn wenn Sie einen störenden Gedanken zu krampfhaft zu verdrängen versuchen, wird er erst recht immer wiederkehren. Mit zunehmender Übung werden immer weniger ablenkende Gedanken in Ihnen aufsteigen.

Wichtig ist auch, dass Sie sich ein kleines Repertoire an verschiedenen Phantasiereisen zurechtlegen und öfter einmal abwechseln; wenn Sie immer auf die gleiche Reise gehen, wird es mit der Zeit langweilig, und dann können Sie sich nicht mehr richtig auf Ihr positives Gedankenbild konzentrieren.

Atemübungen

Man weiß, dass die Atmung großen Einfluss auf die Befindlichkeit des Menschen hat, und umgekehrt: Wer Angst hat oder innerlich angespannt ist, beginnt schnell und hechelnd zu atmen (Hyperventilation). Wenn man dagegen entspannt ist, atmet man ganz langsam, ruhig und gleichmäßig.

Ziel einer Atemübung ist es daher, über die Atmung seinen Gemütszustand zu beeinflussen und innerlich wieder ruhig und entspannt zu werden, indem man tief durchatmet. Dazu gibt es verschiedene Übungen. Sehr hilfreich ist z. B. folgende Methode: Halten Sie fünf Sekunden lang den Atem an und atmen Sie dann ganz tief aus. Als Nächstes atmen Sie ungefähr drei Sekunden lang ein und drei Sekunden lang aus. Wiederholen Sie das mindestens zehnmal und nehmen Sie sich am Tag öfter einmal Zeit für diese kleine Übung: Sie kann in Stresssituationen zu einer leichten Entspannung führen.

Progressive Muskelentspannung

Das Verfahren der progressiven Muskelentspannung wurde um dieselbe Zeit entwickelt wie das autogene Training (1929), und zwar von dem amerikanischen Internisten Edmund Jacobson. Er ging davon aus, dass sich psychische Erregung und Anspannung in muskulärer Verspannung ausdrücken. Wird die Muskelverspannung gelöst, so löst sich auch die psychische Anspannung. Die Wirksamkeit dieses Verfahrens ist wissenschaftlich nachgewiesen, ähnlich wie beim autogenen Training: Herzschlag und Puls verringern sich. Der Zustand der Entspannung, den man dadurch erreicht, ist also körperlich messbar.

Bei der progressiven Muskelentspannung spannt man nacheinander einzelne Muskelgruppen an, hält die Spannung kurz (etwa für sieben Sekunden) und entspannt die Muskeln dann wieder. In der Regel beginnt man mit dem rechten Arm: Man spannt zunächst die Muskeln von Hand und Unterarm an und entspannt sie dann wieder; dann kommt der Oberarm dran, und dann praktiziert man das Gleiche mit dem linken Arm. Anschließend macht man mit Kopf und Gesicht, Rumpf und Beinen weiter. Das Prinzip dieses Verfahrens: Durch die vorangegangene Anspannung merkt man die Entspannung hinterher viel deutlicher. Wichtig ist allerdings, dass man während des Anspannens der Muskulatur gleichmäßig weiteratmet; denn wenn man dabei die Luft anhält, verkrampft man sich.

Zu Beginn sollte die Übung etwa 20 Minuten dauern, denn anfangs braucht man schon etwas Zeit, um sich in einen Zustand der Entspannung hineinzuversetzen. Später schafft man es in der Regel innerhalb von zehn Minuten.

Schlafhygiene ist alles

Die Basis einer jeden Therapie von Ein- und Durchschlafstörungen ist Schlafhygiene: das Erlernen schlaffördernder Maßnahmen und das Vermeiden schlaffeindlicher Verhaltensweisen. Man muss also gewissermaßen die Rahmenbedingungen des Schlafs wieder optimieren.

Oft ist uns gar nicht bewusst, dass wir uns den Weg zum erholsamen Schlaf systematisch selbst verbauen: Wir arbeiten bis kurz vor dem Schlafengehen oder schauen uns als „Betthupferl" noch einen aufregenden Krimi an, statt abzuschalten; wir trinken tagsüber eine Tasse Kaffee nach der anderen, und im Bett grübeln wir, arbeiten unsere Steuererklärung durch – und wundern uns dann, wenn wir anschließend nicht schlafen können.

Schlafhygiene besteht darin, sich solche Verhaltensweisen abzugewöhnen, die dem Schlaf nicht förderlich sind, und sie durch schlafförderndes Verhalten zu ersetzen.

Zunächst einmal muss man auf die richtige Schlafumgebung achten: Im Schlafzimmer sollte es möglichst ruhig sein, denn Lärm beeinträchtigt den Schlaf, auch wenn uns das gar nicht immer bewusst wird. Bei nächtlichem Lärm, der sich nicht vermeiden lässt, sollten Sie Ohrstöpsel benutzen. Ähnliches gilt für Helligkeit: Manche Menschen empfinden es als schlafstörend, wenn im Sommer morgens ab sechs Uhr die Sonne in ihr Schlafzimmer scheint. Falls Sie keine Jalousien oder dunklen Vorhänge haben, um die störenden Sonnenstrahlen (oder den nächtlichen Vollmondschein) auszusperren, kann eine Schlafbrille Abhilfe schaffen.

Die Temperatur in Ihrem Schlafzimmer sollte 16 bis 18 °C betragen. Wichtig sind natürlich auch eine geeignete Matratze und ein bequemes Kopfkissen sowie eine ausreichend warme Decke.

Achten Sie auf einen regelmäßigen Schlaf-Wach-Rhythmus: Stehen Sie jeden Morgen um die gleiche Zeit auf, unabhängig davon, wie viel Sie in der Nacht geschlafen haben oder wie ausgeruht Sie sich fühlen. Ihr Körper braucht konstante Reize für Wachsein und Schlafen. Sie wissen ja inzwischen, dass viele Ihrer Biorhythmen an Schlaf und Wachsein gekoppelt sind. Wenn Sie also beispielsweise die ganze Nacht nicht geschlafen haben, erst morgens um sieben Uhr einschlafen und dann am nächsten Morgen bis elf Uhr durchschlafen (etwa weil Samstag oder Sonntag ist), bringen Sie damit Ihren Schlaf-Wach-Rhythmus durcheinander, und die darauffolgende Nacht wird dann wahrscheinlich wieder schlecht werden. Deshalb ist es besser, trotzdem zur konstanten Zeit aufzustehen, selbst wenn Sie schlecht geschlafen haben – auch am Wochenende. Dann ist die Wahrscheinlichkeit, in der darauffolgenden Nacht wieder besser zu schlafen, umso höher, denn der Schlafdruck erhöht sich dadurch.

Aus dem gleichen Grund sollten Sie tagsüber kein Nickerchen halten, auch wenn Sie noch so müde sind: Denn dadurch verringert sich der Schlafdruck, und Sie können dann abends wieder schlechter einschlafen.

Wichtig ist es auch, eine nicht zu schwere Abendmahlzeit zu sich zu nehmen; denn sonst muss Ihr Verdauungssystem nachts noch Schwerstarbeit leisten, während der Rest Ihres Körpers schlafen will. Hungrig sollten Sie allerdings auch nicht ins Bett gehen, denn auch ein knurrender Magen kann einem den Schlaf rauben.

Völlig falsch ist es, Alkohol als Einschlafhilfe zu benutzen. Er macht zwar vorübergehend müde, erleichtert also das Einschlafen; aber er unterdrückt den Tiefschlaf und kann in der zweiten Nachthälfte über die dann bereits einsetzenden Alkoholentzugserscheinungen (selbst wenn man keine großen Mengen getrunken hat) eine Störung des Schlafs hervorrufen: vermehrte Weckreaktionen, nächtliches Schwitzen und Alpträume.

Das heißt nicht, dass schlafgestörte Menschen vor dem Schlafengehen grundsätzlich keinen Schluck Alkohol mehr trinken dürfen, denn abendlicher Alkoholgenuss hat nicht bei jedem Menschen die gleiche Wirkung; die Reaktionen sind individuell verschieden. Beim einen ist der Schlaf vielleicht schon gestört, wenn er nur eine kleine Menge Alkohol trinkt; der andere kann sich zwei Viertel Wein genehmigen, ohne dass er irgendetwas spürt. Man sollte daher am besten ausprobieren, wie Alkohol auf den eigenen Schlaf wirkt, indem man einmal für vier bis sechs Wochen darauf verzichtet.

Auch auf die Art des alkoholischen Getränks reagieren wir individuell verschieden: Auf viele Menschen wirkt Sekt oder Weißwein stimulierend, Rotwein dagegen beruhigend – das muss jeder individuell für sich herausfinden.

Ab 13 oder 14 Uhr nachmittags sollten Sie keine koffeinhaltigen Getränke

(Kaffee, Tee, Cola, Energy-Drinks) mehr trinken, da diese sich auch noch nach vielen Stunden negativ auf den Nachtschlaf auswirken können.

Falls Sie rauchen, sollten Sie ebenfalls versuchen, dies einige Stunden vor dem Schlafengehen zu unterlassen.

Körperliche Aktivität vor dem Schlafengehen kann durchaus sinnvoll sein, sie sollte jedoch nicht zu anstrengend sein: Anstrengung vor dem Schlafengehen, um sich körperlich müde zu machen und dann besser einzuschlafen, nützt nichts; denn wenn man anschließend im Bett grübelt und dadurch innerlich angespannt ist, kann man noch so erschöpft vom abendlichen Jogging sein – man wird trotzdem nicht einschlafen. Anstrengende körperliche Aktivität am Abend wirkt sich eher negativ aus, denn der Kreislauf wird dadurch angeregt, und man ist hinterher vielleicht auch innerlich aufgedreht.

Empfehlenswert ist dagegen ein gemütlicher, entspannender Abendspaziergang – am besten mit dem Partner, mit dem man bei dieser Gelegenheit in aller Ruhe über viele Dinge sprechen kann, die einen belasten. Das sollten genau die Themen sein, über die man später, wenn man das Licht ausgeschaltet hat, nachgrübeln würde – ohne freilich den Anspruch zu erheben, diese Probleme jetzt zu lösen (oft kann man sie gar nicht lösen, schon gar nicht an diesem Abend oder in dieser Nacht). Es geht nur darum, belastenden Dingen vor dem Schlafengehen Raum zu geben, damit sie sich einem beim Einschlafen nicht mehr aufdrängen.

Ganz wichtig ist es, möglichst nur bei Müdigkeit ins Bett zu gehen und sein Schlafzimmer und sein Bett nur zum Schlafen zu benutzen.

Im Schlafzimmer darf nichts passieren außer Schlafen und Sex – denn Sexualität entspannt. Der Schreibtisch hat im Schlafzimmer ebenso wenig zu suchen wie der Laptop oder die Steuererklärung; Lesen im Bett ist nur dann erlaubt, wenn es entspannend wirkt und beim Einschlafen hilft.

Besonders schlafschädlich ist es, im Bett über Probleme nachzugrübeln. Wenn Sie das tun, können Sie anschließend todsicher nicht einschlafen und geraten zusätzlich auch noch körperlich in ein hohes Anspannungsniveau: Das Herz fängt an zu klopfen, der Atem geht schneller, Stresshormone werden ausgeschüttet.

Wie kann man sich das nächtliche Grübeln abgewöhnen? Eine gute Strategie dazu ist der „Grübelstuhl“, den man an einem bequemen Ort aufstellen

Ätherische Öle entspannen

Ätherische Öle können dazu beitragen, Sie in eine entspannte, gelassene Stimmung zu versetzen. Duftnoten, die sich hierfür eignen, sind Lavendel, Melisse, Hopfen, Muskatellersalbei und Neroli (Bitterorange). Es gibt sie als Badezusätze für das entspannende Bad vor dem Schlafengehen; Sie können aber auch ein ätherisches Öl kaufen und ein paar Tropfen davon auf Ihr Kopfkissen oder in eine Aromalampe geben, die Sie abends anzünden. Empfehlenswert ist es, die Duftnote öfter zu wechseln, damit man sich nicht zu sehr an die Wirkung eines Öls gewöhnt.

sollte, an dem man möglichst ungestört ist (aber nicht im Schlafzimmer). Eine Stunde vor dem Zubettgehen setzt man sich in diesen Grübelstuhl – vielleicht bei Kerzenlicht und entspannender Musik – und grübelt über all die Dinge nach, die einen sonst hinterher im Bett beschäftigen würde – so lange, bis man „loslassen" kann und müde wird. Wer möchte, kann diese Probleme (und mögliche Lösungsansätze dafür) auch schriftlich festhalten.

Einschlafrituale wirken entspannend und stimmen Sie auf die Nacht ein. Vor dem Schlafengehen sollten Sie ganz bewusst abschalten und mit dem Tag und all seinen Problemen abschließen, statt bis kurz vor dem Zubettgehen zu arbeiten, fernzusehen oder sich im Haushalt zu betätigen.

Führen Sie einen regelmäßigen Zubettgeh-Ritus ein – gewissermaßen ein Signal, das die Nähe der baldigen Bettzeit ankündigt. Das kann beispielsweise der Aufenthalt im Grübelstuhl sein, eine CD mit Entspannungsmusik oder das abendliche Bad mit einem entspannenden ätherischen Öl als Badezusatz. Dazu kann man auch noch eine heiße Milch mit Honig trinken – ein altes Hausmittel, das manchen Menschen zum besseren Einschlafen verhilft, denn es enthält die schlaffördernde Substanz L-Tryptophan.

Fernsehen eignet sich nicht als Abschalthilfe. Viele Schlafgestörte berichten, dass sie abends vor dem Fernseher einschlafen, dann aber, sobald sie im Bett liegen, wieder hellwach sind. Das liegt daran, dass sie durch das Schlafen vor dem Fernsehgerät bereits einen Teil ihres Schlafdrucks abgebaut haben, sodass ihnen das Einschlafen hinterher schwerer fällt. Auch das Fernsehen im Bett ist nicht zu empfehlen.

Das 7-Schritte-Programm zu einem besseren Schlaf

Wer häufig wach liegt und auf den Schlaf wartet, und dies immer sehnlicher, der macht sich mit der Zeit Sorgen deswegen. Man kommt doch nicht ohne eine regelmäßige Portion Schlaf aus! – so gehen die Gedanken. Und: Schadet mir diese Schlaflosigkeit denn nicht? Das Karussell der daraus entstehenden Gedanken und Ängste verschlimmert das Problem in den meisten Fällen noch.

Wir haben deshalb aus der schlafmedizinischen Erfahrung heraus sieben Punkte formuliert, die helfen können, Ihr Problem zu lösen. Gehen Sie diese Punkte der Reihe nach durch und überprüfen Sie bitte Ihre Haltung dazu.

1. Warten Sie nicht auf den Schlaf!

Wir verschätzen uns enorm bei der „gefühlten" Wachliegedauer. Halbieren Sie getrost die scheinbare Wach-Zeit, dann wissen Sie eher, wie lange Sie wirklich wach gelegen sind.

Selbst Schlafgesunde behaupten drei Minuten nach bewiesenen Schlafwellen im Gehirn, immer noch wach gelegen zu haben. Bei Menschen mit Schlafproblemen misst man im Schlaflabor oft 20 Minuten „guten" Schlaf, und die Patienten könnten trotzdem schwören, zu dem betreffenden Zeitpunkt noch wach gewesen zu sein.

Darüber hinaus: Verbannen Sie beim Schlafversuch unbedingt alle Uhren aus Ihrem Gesichtsfeld. Denn Ihren Schlaf mit der Uhr zu kontrollieren, blockiert Sie mehr, als dass es Ihnen weiterhilft.

Fragen Sie sich einfach einmal ganz ehrlich, was es Ihnen wirklich hilft, wenn Sie alle Viertelstunden auf die Leuchtziffern Ihres Weckers starren und von Mal zu Mal verzweifelter werden: Schließlich, so denken Sie, naht der Morgen, und der ersehnte Erholungsschlaf hat noch immer keine Einkehr gefunden.

Man hat dieses Problem oft gerade dann, wenn am nächsten Morgen eine besonders wichtige Aufgabe ansteht. Einerseits wünscht man sich, auszuschlafen und sich am nächsten Tag topfit zu fühlen, andererseits will sich der Schlaf partout nicht einstellen – und mit Schrecken denkt man daran, wie zerschlagen man sich am Morgen fühlen wird. Ihr ganzes Denken kreist um diesen Themenkomplex – eine denkbar schlechte Vorausetzung dafür, endlich einzuschlafen. Der ständige, nervöse Blick auf den Wecker blockiert Sie nur noch mehr und hindert Sie tatsächlich daran, bald in Schlaf zu fallen.

Und denken Sie an die Erkenntnis der Schlafmediziner: Alle drei Nächte schlafen erfahrungsgemäß selbst schlechte Schläfer immer wieder ganz ordentlich.

2. Informieren Sie sich über den Schlaf

Das Wichtigste: Der Schlaf kommt nur in Rhythmen, aber in verlässlichen, und das so genannte Schlaffenster öffnet sich nur etwa alle eineinhalb Stunden für kurze Zeit.

Wer sich auf seinen Schlaf nicht mehr verlassen kann, legt sich vor lauter Sorge abends früh ins Bett, obwohl der richtige Zeitpunkt zum Einschlafen noch nicht da ist. Wann ist aber dieser richtige Zeitpunkt?

Den ganzen Tag, auch im Wachzustand, geht durch unseren Körper ein Rhythmus, der uns in wachere und schläfrigere Phasen taucht. Stellen Sie sich eine wellenförmige Linie vor, die auf und ab geht. Kurze schläfrige Abschnitte nennt man die so genannten Schlaffenster, die alle eineinhalb bis zwei Stunden aufgehen. Nicht für lange Zeit. Rund zehn Minuten stehen diese Schlaffenster „offen". Dann sollte man sich bereit halten, den Schlaf kommen zu lassen. Und nicht etwa noch Vorbereitungen für den nächsten Tag treffen oder sich noch ein paar Gedanken machen – in der Regel etwas, das den Schlaf mit tödlicher Sicherheit vertreibt.

Wenn Sie also merken: Achtung, jetzt kommt die Schläfrigkeit, dann zögern Sie nicht lange, sondern ergreifen Sie diese Chance zum Einschlafen.

Manchmal spüren wir die Schlaffenster gut, z. B. in Zeiten, in denen der Trubel nicht so groß ist. Wir fühlen dann, wie eine kleine Schwäche und Schläfrigkeit uns durchzieht und wir uns jetzt eigentlich am liebsten hinlegen würden. Wenn wir aber diesem Schlafbedürfnis nicht nachgeben (vielleicht auch, weil wir es nicht können), vergeht es nach wenigen Minuten wieder, und wir scheinen von selbst etwas frischer zu werden.

Die meisten Menschen können das bestätigen. Wir werden z. B. abends vor dem Fernseher plötzlich müde, es ist halb elf. Trotzdem schauen wir die Sendung noch zu Ende. Jetzt ist es fast elf.

Eigentlich müssten wir inzwischen noch viel müder sein, denn es ist ja noch später geworden. Aber genau das Gegenteil ist der Fall: Wir sind jetzt – oft für gerade 90 Minuten! – wieder ziemlich fit.

Und das Einschlafen fällt uns dann um elf Uhr ziemlich schwer. Besser geht es wieder um 0 Uhr, nämlich 90 Minuten nach halb elf. (Die genauen Uhrzeiten sind natürlich von Mensch zu Mensch verschieden, und auch die Rhythmik beträgt nicht bei jedem exakt 90 Minuten – beim einen ist es etwas mehr, beim anderen etwas weniger.)

Auch nachts, wenn manche Schlaflose z. B. um zwei Uhr aufwachen, berichten sie, gerade diese eineinhalb Stunden wach zu liegen – wenn es ganz schlecht läuft, sogar zweimal 90 Minuten, also bis fünf Uhr morgens.

Machen Sie sich klar, dass das logisch ist. So ist unser Körper nun einmal gebaut. Solange Sie Ihre eigenen Rhythmen noch nicht kennen, beobachten Sie sich einmal über einen längeren Zeitraum. Wann kommen diese Phasen tagsüber und abends? Und wann wäre es dann nach diesem eigenen Gesetz abends günstig, ein solches Schlaffenster zu nutzen? Auf diese Weise verkürzen Sie das frustrierende Herumliegen und Warten auf den Schlaf im Bett.

3. Der Schlaf braucht Regelmäßigkeit

Unser Körper liebt die Regelmäßigkeit. Stehen Sie täglich ziemlich genau zur gleichen Zeit auf und finden Sie nach oben beschriebener Beobachtung den günstigen Punkt des Schlaffensters am Abend. Auch am Wochenende. Wenn es jedoch einmal anders ausfällt, ist das auch nicht weiter schlimm.

Zudem hat es sich bewährt, sich in einer Art Tabelle die Zeiten des Schlafens täglich zu notieren. Lassen Sie sich von dem Vorschlag, ein Schlafprotokoll zu führen, aber nicht abschrecken. Das hat nichts mit Schulmeisterei zu tun, sondern damit, sich Ihr eigenes Schlafverhalten und Ihre eigene Schlaf-Wach-Rhythmik bewusst zu machen.

Erst dabei fällt uns unser Fehlverhalten meist ziemlich genau auf. Und darauf kommt es an. Viele Menschen gehen von Tag zu Tag zu völlig verschiedenen Zeiten ins Bett. Und stehen viel zu spät auf. Manche verbringen Stunden auf dem Sofa mit „Vorschlafen" oder Dösen. Das ist schlecht, weil es den notwendigen Schlafdruck raubt. Sparen Sie sich diesen Schlafdruck unbedingt für den Nachtschlaf und das Bett auf. Der „Sofaschlaf" muss absolut tabu sein – auch wenn viele denken:

Wenigstens das gönne ich mir. Aber solche Schlafperioden sind immer viel kürzer als der Nachtschlaf, und in der Nacht kann man dann dafür nicht mehr schlafen. Stehen Sie also auf, wenn sich der „Sofaschlaf" ankündigt, und gehen Sie schnell ins Bett.

Ein Mittagsschlaf ist allenfalls in Kurzform erlaubt: nicht länger als zehn oder 20 Minuten. Stellen Sie sich einen Wecker. Für Schlafgestörte ist es aber besser, mittags gar nicht zu schlafen. Dann werden Sie abends schön müde sein und besser einschlafen können.

Paradoxerweise ist es gerade bei Schlafstörungen hilfreich, den Schlaf zu verkürzen (Schlafrestriktion): Wenn Sie den Eindruck haben, ohnehin nur höchstens fünf Stunden zu schlafen, dann erlauben Sie sich, nur vier oder viereinhalb Stunden im Bett zu liegen. Der stärkere Schlafdruck, der dabei entsteht, verbessert den Schlaf mit der Zeit.

4. Nur müde Menschen können schlafen!

Wer mit Sorge beobachtet, dass er eigentlich mehr Schlaf bräuchte, als er bekommt, der wird auch am Tag schon mit Sorge an das abendliche Schlafengehen denken. Viele verfallen dann in eine Schonhaltung, nehmen keine Einladungen zu Feiern an, wenn sie in die Abendstunden gehen, und gönnen sich abends gar keine geselligen Aktivitäten mehr, die ihnen eigentlich Freude machen. Das ist falsch! Aus Untersuchungen in Altersheimen weiß man, dass Tiefschlaf und Traumschlaf zu der Aktivität am Tag im Verhältnis stehen. Eintönige Tage beantwortet der Körper mit weniger gutem Schlaf.

Machen Sie also etwas, das Ihren Geist – und vor allem auch die Muskeln des Körpers – herausfordert. Gerade längeres Spazierengehen oder leichtes Joggen baut Spannungen ab, die das Einschlafen behindern.

5. Schlafprobleme beginnen im Kopf

Dieser Satz klingt hart: Selber schuld, in deinem Kopf stimmt etwas nicht. Aber es ist anders gemeint: In der Schlafmedizin ist man sicher, dass Schlafgestörte ein zu hohes Erregungsniveau haben, also eine zu große innere Anspannung den ganzen Tag über. Sie kommen abends „nicht runter", zermürben sich in der Nacht.

Überlegen Sie sich doch beim Wachliegen nächstes Mal Folgendes:

- Ich bin an einem warmen und sicheren Ort. Es passiert gerade nichts

Schlimmes, nur dass das Wachliegen eben nicht meiner idealen Vorstellung vom schönen Schlaf entspricht.

- Nicht-Schlafen-Können macht nicht direkt krank. Die Muskeln erholen sich trotzdem.
- Ich schlafe sicher etwas mehr, als ich das selbst wahrnehme.
- Es ist bekannt, dass sehr viele Schlafgestörte am nächsten Tag trotz des Wachliegens erstaunlich viel für sich und andere leisten.

Schlechte Gedanken kommen nachts durch das Fehlen bestimmter Botenstoffe im Körper leicht auf. Sie ausschalten zu wollen geht schwerer, als an ihre Stelle eine gute Gewohnheit treten zu lassen.

Zaubern Sie für sich schöne Ruhebilder im Kopf. Aus Erinnerungen – z. B. Orte oder Szenen aus Ihrer Kindheit, die für Sie mit angenehmen Assoziationen verknüpft sind. Wenn diese ohne Menschen sind, wirken sie besser.

Also zum Beispiel der Weinberg des Großvaters, aber der Großvater ist gerade nicht auf dem Bild. Sie setzen sich unter die Rebstöcke und genießen einfach diesen Augenblick in der Natur, die schöne Landschaft um sich herum. Wo ist die Sonne? Was ist für eine Jahreszeit? Während man so für sich etwas Gutes ausmalt, wird das Innere auf Schlaf eingestimmt. Das hat sich wirklich bewährt.

Manchen Menschen gelingt das auch sehr gut, wenn sie Entspannung regelrecht in Kursen lernen, so z. B. die progressive Muskelentspannung oder das autogene Training.

6. Nicht alles so wichtig nehmen!

Menschen, die sehr differenziert sind, leiden häufiger an Schlafproblemen. Es sind gerade diejenigen, die am aufmerksamsten in ihrem Umfeld nach allem schauen, tatsächliche Probleme schon aus der Ferne wittern und bei der Erledigung ihrer Alltagsaufgaben immer nach Perfektion streben. Das kann zwar durchaus eine positive Gabe sein, wirkt sich auf den Schlaf aber schlecht aus.

Man sagt, dass die Teppichknüpfer im Orient in den ersten Reihen bereits absichtlich einen Fehler weben. Damit er drin ist – denn er passiert sowieso irgendwann später. Dann war der unabsichtliche nicht der erste. Gewöhnen Sie sich vor allem nachts beim Wachliegen den Gedanken an, den „Webfehler“ im Leben als das anzusehen, was er ist: Er kommt vor. Auch Ihren „Webfehler“, Schlafprobleme zu haben, teilen Sie mit vielen anderen.

7. Schlafmittel überlegt einsetzen

Wer jahrelang mit seinem Schlaf unzufrieden ist, dem ist es nicht übel zu nehmen, wenn er in der Verzweiflung hofft, sich mit Medikamenten helfen zu können.

Medikamente scheinen oft kurzfristig zu helfen. Länger als drei Wochen sollten bestimmte rezeptpflichtige Schlafmittel jedoch nicht genommen werden, weil das Gewöhnungs- und Abhängigkeitsrisiko zu groß ist.

Aber es gibt zum Glück auch Medikamente, die weniger Abhängigkeiten zu verursachen scheinen. In letzter Zeit hat man die gute Wirkung von pflanzlichen Mitteln hervorgehoben; sie sollten allerdings in ausreichend hoher Dosierung und über einen längeren Zeitraum hinweg genommen werden, sonst können sie ihre Wirkung nicht entfalten.

Sprechen Sie mit einem Arzt oder noch besser mit einem schlafmedizinischen Experten über das Thema und holen Sie sich Empfehlungen.

Besser ist es natürlich immer, ohne Medikamente auskommen zu lernen. Wenn Sie fürchten, bereits abhängig zu sein, ist ein abruptes Absetzen oft nicht zu empfehlen. Denn das kann zu quälender Schlaflosigkeit führen. Man sollte sich die genaue Zeit des Schlafmittelgebrauchs bzw. -missbrauchs innerlich ganz ehrlich eingestehen. Ein Zehntel dieser Zeit ist dann in der Regel notwendig, um langsam – Schritt für Schritt – die Medikamentendosis zu reduzieren.

Wer also zehn Jahre lang ein bestimmte Medikament genommen hat, braucht oft ein ganzes Jahr zum schrittweisen Absetzen. Dies sollte jedoch immer in ärztlicher Begleitung geschehen.

Ein wichtiger Hinweis

Die oben genannten Ratschläge gelten für Patienten, die „nur“ nicht schlafen können.

Haben Sie jedoch zusätzlich auch noch andere Beschwerden – z. B. kribbelnde, unruhige Beine, unklare Schmerzen oder Hitzegefühle, sind Sie nachts nassgeschwitzt, haben Herzrasen oder morgens einen sehr trockenen Mund, während andere Menschen gleichzeitig Schnarchen oder nächtliche Atempausen bei Ihnen beobachten, so sollten Sie unbedingt einen Arzt aufsuchen.

Test: Überprüfen Sie Ihr Wissen über den Schlaf!

Sie haben jetzt nach der Lektüre dieses Ratgebers eine ganze Menge über den Schlaf erfahren. Mit diesen Informationen sind Sie in der Lage, Ihre eigenen Schlafprobleme zu hinterfragen und dadurch besser zu verstehen. Dies ist die erste Voraussetzung für die Lösung Ihrer Schlafstörungen. Nur wenn Sie selbst ein Spezialist Ihres Leidens sind, können Sie dahinterkommen, wo die Ursachen liegen. Der nächste Schritt ist die Behandlung – egal, ob Sie sich zuerst einmal selbst darin versuchen wollen oder ob Sie lieber gleich einen Arzt oder Psychotherapeuten aufsuchen.

Wenn Sie also Ihr Wissen zum Thema Schlaf testen möchten, beantworten Sie bitte einfach folgende Fragen. Die Auflösung finden Sie auf Seite 114 f. Schauen Sie aber nicht sofort nach, wenn Ihnen nicht gleich eine passende Antwort einfällt, sondern denken Sie ruhig einmal eine Zeit lang über die für Sie richtigen Antworten nach. Für die „richtigen" Antworten bekommen Sie weder eine Note noch einen Preis! Also sagen Sie ganz einfach die Wahrheit bzw. Ihre ehrliche Meinung.

1. Der Mensch braucht mindestens acht Stunden Schlaf, um erholt zu sein.
   Richtig ☐ Falsch ☐

2. Der Schlaf vor Mitternacht ist der gesündeste. Ja ☐ Nein ☐

3. Als älterer Mensch brauche ich mehr Schlaf als in jüngerem Alter.
   Richtig ☐ Falsch ☐

4. Das Schlafzimmer sollte nicht weniger als 16 °C haben.
   Richtig ☐ Falsch ☐

5. Anstrengende Aktivitäten vor dem Zubettgehen machen mich müde.
   Richtig ☐ Falsch ☐

Test: Überprüfen Sie Ihr Wissen über den Schlaf!

6. Ich muss möglichst früh zu Bett gehen, da ich ohnehin länger zum Einschlafen brauche als andere Menschen.
Richtig ☐ Falsch ☐

7. Wenn ich nachts schlecht geschlafen habe, hilft es mir, am nächsten Tag ein Mittagsschläfchen zu halten. Richtig ☐ Falsch ☐

8. Wenn ich abends Bier oder Wein trinke, kann ich nachts besser schlafen.
Richtig ☐ Falsch ☐

9. Wenn ich bei Schlaflosigkeit während der Nacht aus dem Bett aufstehe, werde ich nur noch wacher.
Richtig ☐ Falsch ☐

10. Nach einer schlechten Nacht bin ich nicht in der Lage, die Anforderungen des nächsten Tages zu bewältigen.
Richtig ☐ Falsch ☐

11. Ich kann nur mit einem Schlafmittel schlafen. Jedes Mal, wenn ich versuche, es abzusetzen, merke ich, wie sehr ich noch immer unter Schlafstörungen leide. Richtig ☐ Falsch ☐

12. Wenn ich eine schlechte Nacht hatte, sollte ich morgens trotzdem zur gewohnten Zeit aufstehen, auch wenn ich die Möglichkeit hätte, liegen zu bleiben. Richtig ☐ Falsch ☐

13. Der Schlaf ist nicht positiv zu beeinflussen – außer durch Schlafmittel.
Richtig ☐ Falsch ☐

Im Folgenden finden Sie die richtigen Antworten auf die umseitigen Testfragen. Wir haben die Antworten etwas ausführlicher gefasst, damit Sie gleich wieder etwas lernen.

1. **Falsch!** Wie viel Schlaf ein Mensch braucht, ist individuell verschieden. Ausschlaggebend ist Ihr Befinden bei Tage: Wenn Sie nachts meistens nur fünf oder sechs Stunden schlafen und sich dabei tagsüber ausgeschlafen, fit und leistungsfähig fühlen, haben Sie kein Schlafproblem.

2. **Falsch!** Jeder Mensch hat im ersten Nachtdrittel den meisten für die körperliche Regeneration wichtigen Tiefschlaf – egal, ob er abends um zehn oder nachts um eins ins Bett geht. Wichtig ist nur, nachts zu schlafen, wenn es dunkel ist, und sich an konstante Zubettgehzeiten zu halten.

3. **Falsch!** Ältere Menschen schlafen schlechter und häufig auch kürzer. Der Nachtschlaf wird fragmentierter, d. h., man liegt nachts häufiger wach und hält dafür tagsüber öfter einmal ein Nickerchen.

4. **Richtig!** Die Temperatur im Schlafzimmer sollte 16 bis 18 °C betragen.

5. **Falsch!** Anstrengende körperliche Aktivität vor dem Schlafengehen macht eher wach, weil sie den Kreislauf ankurbelt. Besser ist es, abends einen gemütlichen Spaziergang zu machen, einer entspannenden Tätigkeit (Abschalten, Schlafritual) nachzugehen oder sich in seinen Grübelstuhl zurückzuziehen.

6. **Falsch!** Wenn Sie absichtlich zeitig zu Bett gehen, um nachts genügend Schlaf zu bekommen, setzen Sie sich innerlich so unter Druck, dass Sie wahrscheinlich erst recht nicht schlafen können. Sie sollten möglichst erst dann zu Bett gehen, wenn Sie müde sind.

7. **Falsch!** Wenn Sie tagsüber schlafen, verringert sich dadurch der Schlafdruck am nächsten Abend, sodass die nächste Nacht wahrscheinlich eher wieder schlechter wird. Nur wer nachts genügend schläft bzw. mit seinem Nachtschlaf zufrieden ist, darf ab und zu auch einmal tagsüber ein Nickerchen halten.

8. **Falsch!** Alkohol verhilft zwar manchen Menschen zum besseren Einschlafen, doch er unterdrückt den Tiefschlaf und kann in der zweiten Nachthälfte über den dann bereits einsetzenden Alkoholentzug den Schlaf stören (vermehrtes Aufwachen, Schweißausbrü-

che, Alpträume) – und zwar selbst dann, wenn man nicht vom Alkohol abhängig ist! Kleine Mengen Alkohol vor dem Schlafengehen sind aber erlaubt, wenn Ihr Schlaf dadurch nicht beeinträchtigt wird. Dies müssen Sie individuell für sich ausprobieren.

9. Falsch! Wenn Sie nachts im Bett liegen und grübeln, sind Sie hellwach und innerlich angespannt. Dadurch, dass Sie aufstehen und sich mit etwas anderem beschäftigen (z. B. entspannende Tätigkeit oder Grübelstuhl), lässt die innere Anspannung in der Regel wieder nach. Außerdem „lernen“ Sie dadurch, dass das Bett nicht zum Grübeln, sondern nur zum Schlafen da ist.

10. Falsch! Auch nach einer schlechten Nacht können Sie leistungsfähig sein. Ihre Leistungsfähigkeit bei Tage hängt nicht nur von der Dauer und Qualität des vorangegangenen Nachtschlafs ab.

11. Falsch! Schlafmittel dürfen nur über einen kurzen Zeitraum hinweg eingenommen werden. Wenn Sie sie länger nehmen, besteht die Gefahr der Toleranzentwicklung: Das heißt, Sie gewöhnen sich an das Mittel, sodass es nicht mehr wirkt und Sie immer höhere Dosen davon brauchen. Wenn Sie es dann abrupt abzusetzen versuchen, kommt es zu Entzugserscheinungen, die sich unter anderem in einem verstärkten Wiederauftreten der Schlafstörung äußern. Deshalb Schlafmittel immer nur in Absprache mit dem Arzt einnehmen und langsam und schrittweise absetzen!

12. Richtig! Wenn Sie nach einer schlechten Nacht am nächsten Tag länger schlafen, bringen Sie Ihren Schlaf-Wach-Rhythmus durcheinander und verringern außerdem den Schlafdruck am nächsten Abend.

13. Falsch! Schlafmittel können kurzzeitig helfen, den Teufelskreis der Schlaflosigkeit zu durchbrechen. Parallel dazu muss jedoch eine Einstellungs- und Verhaltensänderung erfolgen: Die Rahmenbedingungen für den Schlaf müssen verbessert werden (Schlafhygiene), der Patient muss seine Einstellung zum Thema Schlaf und Abschalten ändern.

Ihre Punkte

Zählen Sie jetzt zusammen, wie viele der 13 Fragen Sie korrekt beantwortet haben! Haben Sie alle Fragen richtig beantwortet, so möchten wir Sie ganz herzlich beglückwünschen.

Haben Sie auf **10–12 Fragen** die richtige Antwort gewusst, können Sie mit sich zufrieden sein: Sie wissen nach der Lektüre dieses Ratgebers schon eine ganze Menge über den Schlaf. Vielleicht lesen Sie sich die Stellen des Buches noch einmal durch, die mit den Fragen zusammenhängen, die Sie nicht mehr zu beantworten wussten.

Wussten Sie auf **5–9 Fragen** eine Antwort, so sollten Sie diejenigen Teile des Buches, die Sie womöglich vergessen oder nicht so genau durchgelesen haben, noch einmal aufmerksam durchgehen.

Bei nur **1–4 richtigen Antworten** müssen Sie sich fragen, ob Sie sich wirklich ausreichend Zeit genommen haben, das Buch intensiv zu lesen. Wenn Sie Ihr eigener Schlafexperte werden wollen, sollten Sie schon über die grundsätzlichen Informationen über den Schlaf und seine Gesetze Bescheid wissen.

Vielleicht nehmen Sie sich das Buch noch einmal vor – am besten mit einem Bleistift in der Hand, mit dem Sie markante Stellen, die es sich zu merken lohnt, anstreichen. Sie werden sehen, dass dann dieser Test beim nächsten Mal ganz anders ausfällt.

Zum guten Schluss

Nun haben Sie eine Menge über das Thema Schlaf und Schlafstörungen erfahren und ein kleines Repertoire an Techniken und Verfahren kennen gelernt, die gegen Schlafprobleme, Stress und nächtliche Grübeleien helfen können.

Wichtig ist, dass Sie dabei Ihren eigenen, individuellen Weg finden: Dem einen hilft diese Methode, dem anderen jene. Der eine kann sich vielleicht am besten bei einer Phantasiereise entspannen; dem anderen hilft es am meisten, wenn er sich abends vor dem Schlafengehen für eine Stunde in seinen Grübelstuhl setzt und sich alle Sorgen und Probleme von der Seele schreibt. Wieder ein anderer Patient kommt vielleicht mit dem Verfahren der Schlafrestriktion am besten zurecht.

Vielleicht möchten Sie ja auch das Problemlösungsverfahren, das Sie in diesem Buch gelernt haben, in Zukunft regelmäßig praktizieren. Oder womöglich haben Sie bei der Lektüre dieses Buches den Verdacht geschöpft, an einem Restless-Legs-Syndrom, einer Schlafapnoe oder irgendeiner anderen Erkrankung zu leiden, die Ihren Schlaf stört, und möchten dies gern im Rahmen einer ärztlichen Untersuchung abklären lassen. Am besten, Sie wählen eine bestimmte Anzahl von Methoden, Verfahren und Vorgehensweisen aus, die Sie im Lauf der nächsten Wochen einmal konsequent praktizieren möchten, um auszuprobieren, ob sie Ihnen weiterhelfen. Aber nehmen Sie sich bitte nicht zu viel auf einmal vor, sonst verkrampfen Sie sich womöglich und sind hinterher enttäuscht und frustriert, wenn nicht gleich alles so gut klappt, wie Sie es sich vorgestellt haben!

Diese einzelnen Punkte will ich konsequent ausprobieren!

Folgende Techniken, Verfahren bzw. Vorgehensweisen möchte ich in den nächsten zehn bis zwölf Wochen konsequent praktizieren, um auszuprobieren, ob sie gegen meine Schlafstörungen helfen:

- 1. ....
- 2. ....
- 3. ....
- 4. ....
- 5. ....
- 6. ....
- 7. ....
- 8. ....
- 9. ....
- 10. ....

Welches Bett eignet sich am besten für einen erholsamen Schlaf?

Welcher von den vielen verschiedenen Betttypen richtig ist, muss jeder für sich selbst entscheiden. Egal, ob Wasserbett, Bett aus Vollschaumstoff, Hängematte: Wichtig ist, dass man sich darin wohl fühlt. Auf jeden Fall sollte das Bett groß genug sein und nicht schon im Möbelgeschäft unter dem Gewicht des Interessenten nachgeben. Der Körper darf nicht in einer Mulde liegen, denn das schadet der Wirbelsäule. Damit der Körper nicht durchhängt, sollen Matratze und Lattenrost weder zu hart noch zu weich sein.

Welche Matratze ist zu empfehlen?

Eine zu weiche Matratze kann Schmerzen im unteren Bereich des Rückens (Lendenwirbelsäule) verursachen, eine zu harte führt dagegen zu Schmerzen an den Schultern und den Hüften. Dicke Matratzen sind in der Regel besser als dünne, und Unterlagen aus Naturstoffen sind solchen aus Kunststoffen vorzuziehen, denn sie sind atmungsaktiver.

Hochwertige Latexmatratzen bestehen weitestgehend aus Naturkautschuk, einem nachwachsenden Rohstoff. Außerdem haben Latexmatratzen eine Mehrzonenaufteilung. Dadurch passen sie sich optimal dem Körper an. Der Nachteil: Sie sind relativ schwer und unhandlich und daher etwas umständlich zu handhaben.

Schaumstoffmatratzen sind leichter zu transportieren und ebenso punktelastisch wie Latexmatratzen. Billige Schaumstoffmatratzen können häufig extrem mit Schadstoffen belastet sein, was zu Gesundheitsschäden und Allergien führen kann. Federkernmatratzen sind in Deutschland nach wie vor sehr beliebt. Allerdings passen sie sich dem Körper nicht so gut an wie Latex- und Schaumstoffmatratzen.

Kann man eine Matratze direkt auf den Boden stellen, quasi als Ersatz für ein Bett?

Nein, das ist keine gute Lösung. Befindet sich die Matratze direkt auf dem Boden, kann die Schwitzfeuchtigkeit (bis zu einem Liter pro Nacht) schlechter verdunsten. Außerdem gibt der

Fußboden Kälte nach oben ab. Auch der Staub auf dem Boden ist nicht förderlich für das Wohlbefinden.

Was für eine Zudecke und was für ein Kissen sollte man nehmen?

Ob man ein Federbett oder nur eine leichte Zudecke verwendet, ist Geschmackssache. Beim Kopfkissen sollte man darauf achten, dass es nicht zu groß und dick ist. Generell gilt: Naturfasern sind besser als Kunstfasern. Das gilt allerdings nicht immer für die Füllung. Allergiker sollten Kissen und Zudecken, die mit echten Daunen gefüllt sind, besser meiden bzw. sich vor dem Kauf vom Arzt beraten lassen.

Bei welcher Zimmertemperatur sollte man schlafen?

Die Temperatur im Schlafzimmer sollte etwas niedriger als sonst in der Wohnung sein, allerdings nicht zu niedrig und keinesfalls zugig. 16 bis 18 °C sind in Ordnung. Die Luft sollte nicht zu trocken sein, weil sonst die Schleimhäute austrocknen. Gegen trockene Luft helfen Luftbefeuchter, die sich an den Heizkörper hängen lassen.

Wo sollte das Bett am besten stehen?

Es ist gut, wenn zwischen Bett und Wand ein kleiner Abstand bleibt. Das Bett sollte nach Möglichkeit nicht an der meist kälteren Außenwand stehen, auch nicht in der Zugluft.

Manche Menschen sind in der Einschlafphase sehr unruhig und drehen sich oft um. Beeinträchtigt das den Schlaf?

Nein. Fast jeder Zweite dreht sich in der Einschlafperiode oft um. Nur wenige Menschen liegen ganz still. Man kann davon ausgehen, dass es normal ist, wenn man die beste Einschlafposition erst suchen muss.

In welcher Haltung schläft man am besten ein?

Während des Einschlafvorgangs wird automatisch eine vertraute und das Einschlafen erleichternde Haltung eingenommen. Welche das ist, ist bei jedem Menschen anders. Man geht davon aus, dass die Rückenlage wegen der größeren muskulösen Anspannung für das Einschlafen ungünstiger ist als die Seitenlage.

Müssen übergewichtige Menschen beim Kauf von Lattenrost und Matratze etwas Besonderes beachten?

Wenn Körpergewicht und Größe nicht in ausgewogener Relation stehen, ergeben sich ausgeprägte Schwerpunkte im Rumpf- und Hüft-Po-Bereich. Deshalb sollte man beim Kauf einer Bettausstattung auf individuelle Verstell- und Verstärkungsmöglichkeiten des Rahmens sowie eine qualitativ hochwertige Verarbeitung der Materialien achten. Ansonsten gelten die gleichen Anforderungen wie sonst auch: Das Bett soll den Körper in seiner natürlichen Form angenehm entlastend stützen und tragen. Es soll sich dynamisch an jede Lageveränderung anpassen und die besonders druckempfindlichen Körperpartien wie Schulter und Hüfte ebenso entlasten wie Ferse und Ellenbogen.

Wo sollte ein Überdruckbeatmungsgerät für die Schlafapnoe-Patienten nachts stehen?

Es sollte neben dem Bett stehen; entsprechend ist auch die Schlauchlänge bemessen. Bei der Aufstellung des Geräts gibt es ein paar Regeln zu beachten: Das Gerät saugt die Luft aus der Umgebung an. In der Nähe der Heizung ist die Luft meistens trocken. Trockene Luft begünstigt das Austrocknen der Schleimhäute. Daher sollte das Gerät nicht direkt bei der Heizung stehen und bei einer Fußbodenheizung nicht auf dem Fußboden.

Auch kalte Luft reizt die Schleimhäute. Ist die Zimmertemperatur sehr niedrig, beispielsweise im Winter und bei offenem Fenster, kann dies zu Problemen führen.

Ist für das Beatmungsgerät ein Luftbefeuchter unbedingt nötig?

Bei fast allen Geräten kann ein Luftbefeuchter zusätzlich verwendet werden. Das ist immer dann sinnvoll, wenn der Patient über zu trockene Atemwege klagt.

Was tun, wenn die Atemmaske des Beatmungsgeräts nicht richtig sitzt?

Eine Atemmaske muss exakt sitzen, damit die Luft nicht entweicht und zu einer Augenreizung führt. Wenn sie nicht richtig sitzt, muss sie entsprechend verändert oder ausgetauscht werden.

Darf man mit einer Schlafapnoe Auto fahren?

Ja, aber nur, wenn die Krankheit gut behandelt wird. In der Regel ist die Behandlung eine Überdruckbeatmung. Es ist wichtig, dass das Gerät auch tatsächlich jede Nacht benutzt wird. Wird es nicht benutzt, ist der Schlafapnoiker als Autofahrer für sich und andere eine Gefahr. Besteht Unsicherheit über die Fahrtauglichkeit, gibt es Testverfahren, um den Grad der Wachheit (Vigilanz) zu prüfen.

Kann man in das Wasser des Luftbefeuchters ätherische Öle geben?

Dies sollte man unbedingt unterlassen, da diese oft sehr aggressiven Öle über Schlauch und Atemmaske direkt in die Lunge gelangen. In den Luftbefeuchter gehört reines abgekochtes Wasser.

Darf ein Schlafapnoiker ein Schlafmittel einnehmen?

Da jedes Schlafmittel den Muskeltonus (d. h. die Muskelspannung) der Atemwege herabsetzt, diese also zusätzlich entspannt, würde dadurch die Obstruktion intensiviert. Schlafapnoiker müssen auf Schlafmittel verzichten, es sei denn, der Arzt erlaubt dies ausdrücklich.

Ist Zähneknirschen schädlich?

Viele Menschen knirschen nachts mit den Zähnen, ohne sich dessen bewusst zu sein. Sie wundern sich oft morgens über Kieferschmerzen oder Abnutzungserscheinungen, auf die sie der Zahnarzt aufmerksam macht. Eine nachts zu tragende Knirscher- oder Aufbissschiene verhindert das Knirschen und das Abnutzen der Zähne. Der Zahnarzt berät über solche Schienen und lässt sie auch anfertigen.

Adressen, Wörterbuch, Register

Wer mit anderen Betroffen Kontakt aufnehmen, sich über die gesundheitlichen Probleme austauschen möchte, oder wer einfach zu bestimmten Fragen des Komplexes Schlaf mehr Informationen will, kann sich an eine der auf den folgenden Seiten aufgeführten Organisation wenden. Damit Sie auf Ihren nächsten Arztbesuch besser vorbereitet sind, erklären wir hier auch die wichtigsten Fachbegriffe.

Adressen

AFAS; Arbeitsgemeinschaft für angewandte Schlafmedizin
Uthmannstr. 8
58452 Witten
Tel.: 02302/275880
Fax: 02302/275695
Internet: www.afas-ev.de

Bundesfachverband Schlafapnoe/Atemstillstand und Chronische Schlafstörungen e. V.
Keltenweg 19
69221 Dossenheim
Tel.: 06221/862706
Fax: 06221/874122
E-Mail: haeckerjohann@aol.com
Internet: www.schlafapnoe.org

Bundesverband Schlafapnoe Deutschland BSD e.V.
Turnierstr. 5
55218 Ingelheim
Tel.: 06131/284714
Fax: 06132/284768
E-Mail: hajoschneider@gmx.de
Internet: www.bsd-web.de

DAGS
Deutsche Akademie für Gesundheit und Schlaf e.V.
Vorsitzender:
Prof. Dr. Dr. Jürgen Zulley
Universitätsstraße 84
93042 Regensburg
Tel.: 0941/941-1500
Fax: 0941/941-1505
E-mail juergen.zulley@medbo.de

das schlafmagazin
Hagäckerstr. 4
73760 Ostfildern
Tel.: 0711/7656494
Fax: 0711/7656590
E-Mail: dr.antonic@meditext-online.de
Internet: www.dasschlafmagazin.de

DGSM
Deutsche Gesellschaft für Schlafforschung und Schlafmedizin
Hephata-Klinik
Schimmelpfengstr.
34613 Schwalmstadt-Treysa
Te.: 06691/2733
Fax: 06691/2823
Internet: www.dgsm.de

DNG-Deutsche Narkolepsie-Gesellschaft e.V.
Wilhelmshöher Allee 286

34131 Kassel
Tel.: 0561/40090704
Fax: 0561/40090706
dng-geschaeftsstelle@t-online.de
Internet: www.dng-ev.org

Fatigatio
Goethestr. 26–30
10625 Berlin
Tel.: 030/31018890
Fax: 030/310188920

GSD Gemeinnützige Selbsthilfe
Schlafapnoe Deutschland e. V.
Auf dem Felde 3
31675 Bückeburg
Tel.: 05722/270240
Fax: 05722/270241
E-Mail: gsdschlafapnoe@aol.com
Internet: www.gsdschlafapnoe.de

Initiative Gesunder Schlaf
Kirchweg 2; 50858 Köln
Tel.: 0221/94862843
Fax: 0221/94862880
E-Mail: schneider@initiative-gesunder-schlaf.de
Internet: www.initiative-gesunder-schlaf.de

Restless Legs Vereinigung
Schillerstr. 3a; 80336 München
Tel.: 089/55028880
Fax: 089/55028881
E-Mail: RLS_eV@t-online.de
Internet: www.restless-legs.org

VdK-Fachverband Schlafapnoe/
chronische Schlafstörungen im
Sozialverband VdK
Deutschland e. V.
Wurzerstr. 4a; 53175 Bonn
Tel.: 0228/820930
Fax: 0228/8209346
E-Mail: kontakt@vdk.de
Internet: www.vdk-schlafapnoe.de

www.schlafkampagne.de

www.schlafmedizin.de

Lungenliga Schweiz
Südbahnhofstr. 14c
CH-3000 Bern 14
Tel.: 031/3782050
Fax: 031/3782051
E-Mail: info@lung.ch
Internet: www.lung.ch

Österreichische Lungenunion
Obere Augartenstr. 26–28
A-1020 Wien
Tel.: 01/3304286
Fax: 01/3304286
E-Mail: office@lungenunion.at
Internet: www.lungenunion.at

Fachbegriffe leicht verständlich

Das Fachchinesisch der Ärzte versteht man als Normalsterblicher oft nicht oder nur unzureichend. Zwar kann (und sollte) man seinen Arzt bitten, Sachverhalte verständlich darzustellen, und notfalls nachfragen, wenn man etwas nicht versteht; dennoch wird dem Mediziner sicher der ein oder andere Fachbegriff über die Lippen kommen – das ist bei den meisten einfach „so drin". In der wissenschaftlichen Literatur werden ebenfalls normalerweise die wissenschaftlichen Begriffe für Krankheiten, Symptome etc. verwendet, weshalb es sinnvoll ist, zumindest einige von ihnen zu kennen, um bestimmte Texte (und den Arzt) zu verstehen.

Apnoe: Atempause. Apnoe leitet sich vom griechischen Wort Apnoia ab, zu Deutsch Windstille. Bei einer obstruktiven Schlafapnoe kommt es zu Atempausen, weil sich die oberen Atemwege durch den Luftsog verschließen. Die Atembewegungen des Brustkorbs setzen nicht aus. Bei einer zentralen Apnoe hingegen kommen die Atemaussetzer dadurch zustande, dass die Bewegungen des Atemapparates unterbleiben.

Benzodiazepine: Beruhigend wirkende Schlafmittel, die wegen geringerer Nebenwirkungen und geringerer Veränderungen des physiologischen Schlafverlaufs inzwischen Barbituraten vorgezogen werden.

BiPAP: Zwei-Stufen-Überdruckbeatmung (engl.: bi-level positive airway pressure); Beatmungsgerät, das durch Erzeugung eines erhöhten Luftdrucks den Verschluss der Atemwege während des Schlafs verhindert. Der Luftdruck, der über eine Nasenmaske appliziert wird, ist bei der Einatmung stärker erhöht als bei der Ausatmung, wodurch das Ausatmen erleichtert wird.

CPAP: kontinuierliche Überdruckbeatmung (engl.: continuous positive airway pressure); Beatmungsgerät, das einen gleich bleibenden Überdruck erzeugt, der über eine Nasenmaske auf die oberen Atemwege wirkt und einen Verschluss bei der Einatmung verhindert

Elektroenzephalogramm: EEG; Messung und Aufzeichnung der Hirnströme

Elektrokardiogramm: EKG; Messung und Aufzeichnung der elektrischen Spannungsänderungen, die vom Herzen ausgehen und Ausdruck der Herztätigkeit sind

Elektromyogramm: EMG; Messung und Aufzeichnung der Muskelspannung des Körpers

Elektrookulogramm: EOG; Messung und Aufzeichnung der Augenbewegungen während des Schlafs

Endoskop: Ärztliches Instrument, das in natürliche oder künstliche Körperöffnungen eingeführt wird und das der Arzt sowohl zur Diagnose als auch zur Durchführung bestimmter chirurgischer Eingriffe benutzt; z. B. können damit die Atemwege begutachtet werden.

Hypertonie: Bluthochdruck

Insomnien: Die sehr häufige Verbindung von Einschlafproblemen, häufigem nächtlichem Erwachen und oft auch noch zu frühem morgendlichem Aufwachen. Man unterscheidet grob zwischen zwei Arten von Insomnien: Situations-Insomnien und chronischen Insomnien.

nCPAP: Nasale kontinuierliche Überdruckbeatmung (engl.: nasal continuous positive airways pressure); siehe CPAP

Non-REM-Schlaf: Schlafstadien, in denen keine raschen Augenbewegungen festzustellen sind. Die einzelnen Schlafabschnitte des Non-REM-Schlafs unterscheidet man nach der Tiefe des Schlafs. Die Stadien 1 und 2 sind Leichtschlafstadien, die Stadien 3 und 4 bezeichnet man als Tiefschlaf. Je tiefer der Schlaf ist, umso stärker ist die Muskelspannung herabgesetzt.

Muskeltonus: Muskelspannung

REM-Schlaf: Schlafstadium, das durch rasche Augenbewegungen gekennzeichnet ist und in dem der Großteil unserer Träume stattfindet

Restless-Legs-Syndrom: RLS-Syndrom; Nächtliches Kribbeln in den Waden und Unterbeinen, das aufhört, wenn man aufsteht und die Beine bewegt

Tonsillektomie: operative Entfernung der Gaumenmandel

Uvula: Zäpfchen

Register